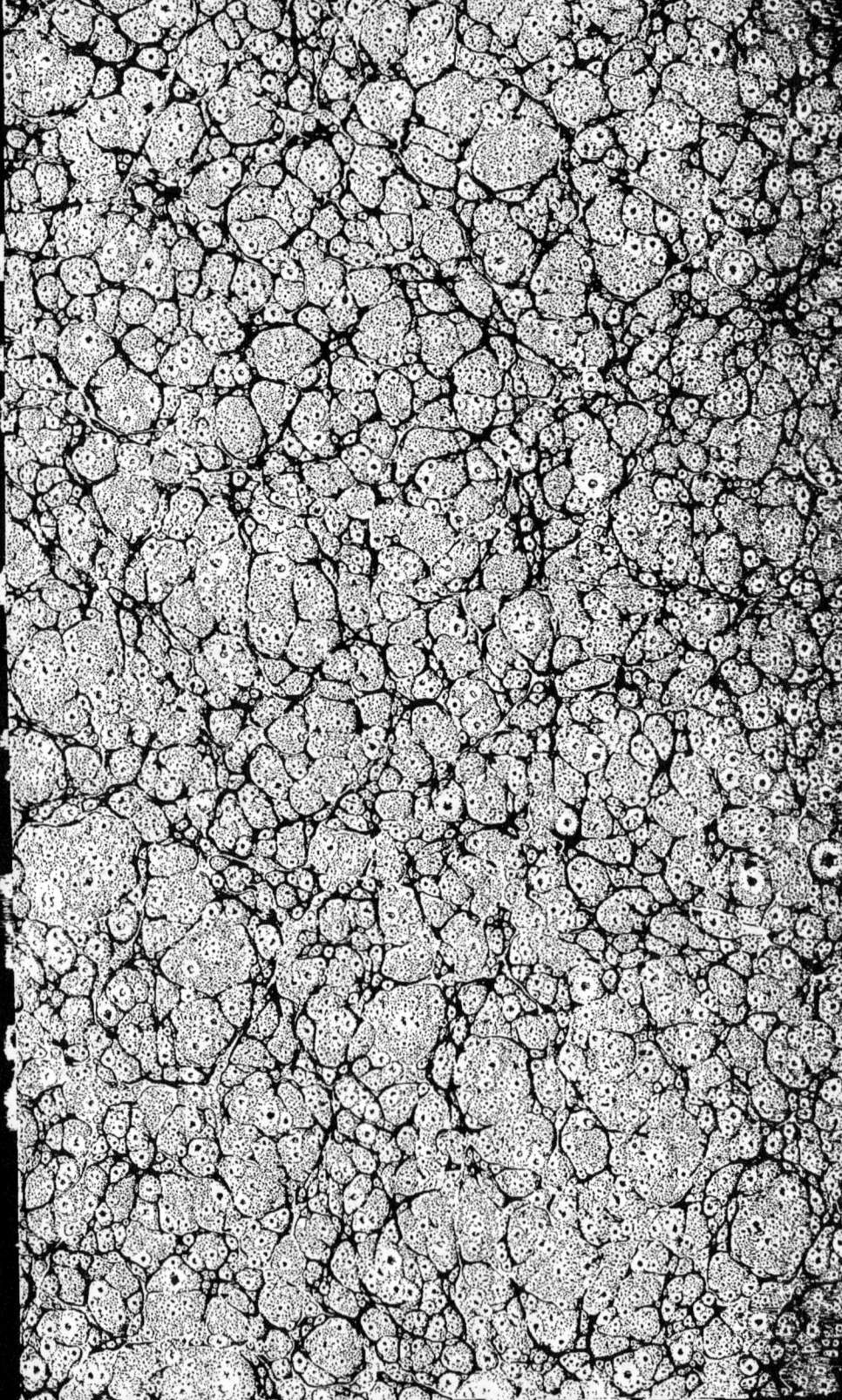

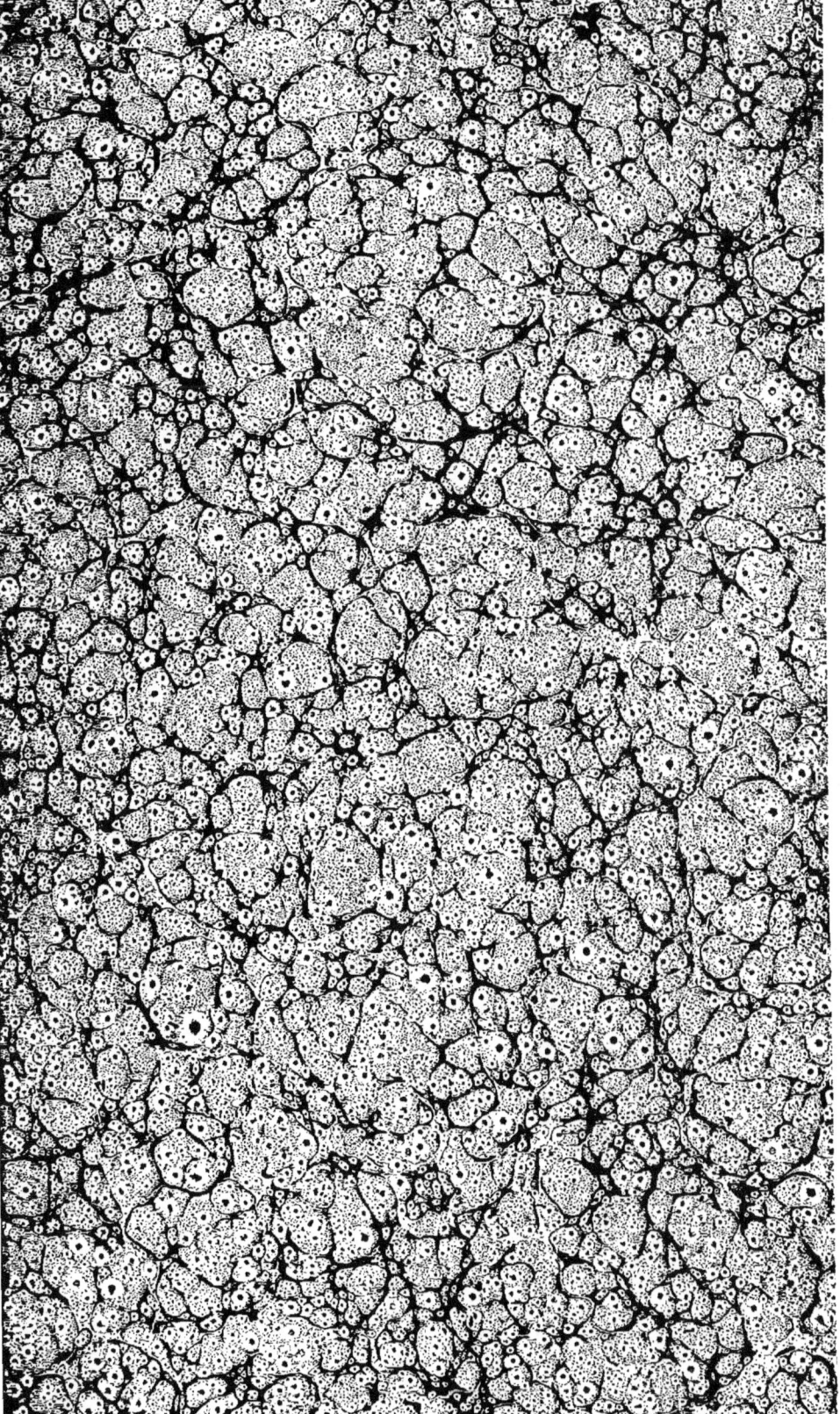

$T_c^{20}\,40$

$T\,2660.$
P.L.

DE L'INFLUENCE

COMPARATIVE

DU RÉGIME VÉGÉTAL

ET

DU RÉGIME ANIMAL

SUR LE PHYSIQUE ET LE MORAL DE L'HOMME.

DE L'INFLUENCE

COMPARATIVE

DU RÉGIME VÉGÉTAL

ET

DU RÉGIME ANIMAL

SUR LE PHYSIQUE ET LE MORAL DE L'HOMME;

PAR

ÉMILE MARCHAND,

(de Sainte-Foy).

Docteur en Médecine de la Faculté de Paris,

LAURÉAT DE L'ACADÉMIE NATIONALE DE MÉDECINE, LAURÉAT DE LA SOCIÉTÉ
NATIONALE DE MÉDECINE DE MARSEILLE, MEMBRE
CORRESPONDANT DE CETTE SOCIÉTÉ.

L'Académie nationale de Médecine a décerné à cet Ouvrage une récompense
de SIX CENTS FRANCS.

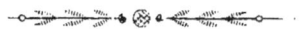

A PARIS,   A BORDEAUX,

CHEZ J.-B. BAILLIÈRE,   CHEZ TH. LAFARGUE,
Libraire,   Imprimeur-Libraire,
RUE DE L'ÉCOLE DE MÉDECINE, 17.   RUE PUITS DE BAGNE-CAP, 8.

1849.

PHYSICA PHYSICÈ DEMONSTRANDA.

En plaçant le point de départ des maladies dans l'irritation du solide, Broussais et ses disciples furent naturellement conduits à considérer l'inflammation comme étant la maladie elle-même. Leur thérapeutique fut exclusive : la médication antiphlogistique remplissait toutes les conditions.

On se rappelle à quel point on a abusé de cette médication.

Il ne pouvait en être autrement. Le génie du fondateur de la doctrine de l'irritation avait fasciné le plus grand nombre des médecins, et ses disciples enthousiastes exagéraient, comme il arrive toujours, les préceptes de leur maître.

Cette théorie solidiste qui avait ébloui les esprits par sa simplicité et son apparence de généralité, conduisit au mépris absolu de l'humorisme : l'organe solide était seul pris en considération. On professait qu'il pouvait être seul malade et que ses altérations provenaient de l'irritation de ses fibres et de l'afflux sanguin ; le sang n'était pas malade, mais il causait le mal en s'accumulant sur le solide.

Lorsqu'une lésion s'est généralisée, un grand nombre d'organes souffrent. Le diagnostic consiste à trouver *au milieu de tous ces cris de douleur* quel est l'appareil qui leur donne naissance. Mais il arrive souvent que le principe de désordre étant général, il est impossible de localiser le mal.

Ce fut là l'écueil du solidisme de l'école physiologique.

Elle s'efforça, dans ces cas si fréquents, de trouver un organe enflammé. Quand elle crut l'avoir rencontré, elle en fit la source de tous les symptômes qui l'embarrassaient.

Cet organe fut l'estomac.

L'estomac, en effet, ressent vivement le contre-coup des perturbations de l'économie. L'un des premiers, il manifeste par ses dérangements fonctionnels, qu'une lésion est survenue dans l'organisme ; mais en cela, il

suit une loi générale imposée aux autres appareils.
Les sens, le cerveau, les glandes, le cœur, les muscles, etc... ne souffrent-ils pas dans les mêmes circonstances? La gastrite expliquait les symptômes qui
n'entraient pas dans la théorie. L'*Acre* de Sylvius, la
force vitale et les maladies nerveuses ont joué ou
jouent le même rôle.

Lorsque les troubles fonctionnels ne s'expliquaient
pas par une altération d'un solide, la rougeur ou la
blancheur de la langue et le sentiment de douleur
que l'on développe toujours en pressant l'épigrastre,
suffisaient pour caractériser la gastrite. S'il existait
un trouble fonctionnel de l'estomac, le diagnostic
paraissait inébranlable. On attaquait le mal par des
sangsues souvent répétées, quand on ne commençait
pas le traitement par une ou deux saignées générales.
La diète, l'eau de gomme, le bouillon de poulet, les
bains et les cataplasmes étaient le cortège obligé.

Il naissait bientôt une surexcitation nerveuse qui
affectait toute l'économie et qui se portant de préfé-
rence sur l'estomac, engageait le médecin à appliquer
des moyens plus énergiques encore. Cette maladie
était de très-longue durée.

Lorsque je commençai à pratiquer la médecine,
de nombreux cas analogues fixèrent mon attention.
Les malades avaient été traités pour une gastrite; les

uns avaient été saignés plusieurs fois coup-sur-coup ;
les autres avaient été saignés chaque mois pendant
plusieurs années. Le plus grand nombre avaient supporté plusieurs centaines de sangsues, et tous avaient
été tenus aux délayants et à un régime aussi peu
animalisé que possible. Les symptômes ne variaient
pas plus que le traitement. C'était de la paleur, de
la faiblesse musculaire, des maux d'estomac, des
palpitations, des hémicranies, une diminution de la
calorification et mille autres accidents de la surexcitation nerveuse. Du reste, il n'y avait aucun signe
d'une véritable gastrite. Si un de ces symptômes
dominait, l'organe qui paraissait en être le siège,
donnait son nom au mal. C'est ainsi que des troubles
nerveux faisaient diagnostiquer des maladies du cœur,
du cerveau, de l'utérus, des intestins.

L'idée d'une inflammation de l'estomac était loin
de mon esprit, mais je ne savais où était le mal.
Dire que c'était nerveux, c'était répéter la question
sans la résoudre. Je m'avouais que j'ignorais la cause
de ces symptômes. Pour moi, ces malades étaient
des personnes délabrées et usées qu'il fallait fortifier.
Je conseillais un régime animalisé, du vin, quelques
toniques et j'obtenais souvent une prompte guérison.

La lettre de Sydenham à Th. Colles, sur l'hystérie,
m'avait inspiré ce mode de traitement.

En 1840 , parut le premier travail de MM. Andral et Gavarret, sur le sang. Ce mémoire m'impressionna vivement. Dès-lors , je me demandai si le sang ne serait pas l'organe malade. Je fis des analyses et je fus bientôt convaincu qu'il en était ainsi. Après quelques expériences , j'essayai de coordonner les matériaux que j'avais rassemblés. Il en résulta pour moi la conviction que les globules du sang sont diminués dans la Chlorose ,

dans l'Hystérie ,

dans l'Hypochondrie,

dans plusieurs Névralgies

et dans ce délabrement constitutionnel remarquable par des troubles protéiformes que les uns appelaient névrose , et les autres , gastrite.

En 1844 , l'Académie de médecine , proposa pour sujet de prix : DE L'HYSTÉRIE. Je saisis cette occasion pour exposer mes idées à cette société savante. Je lui adressai un mémoire d'une centaine de pages , dans lequel j'essayais de prouver que l'hystérie et en général les maladies produites par la surexcitation nerveuse , dépendent de la diminution des globules du sang.

En voici les conclusions déjà publiées dans la *Gazette des Hôpitaux*, du 6 Mars 1847.

J'appelle *aglobulie* , la diminution des globules du

VIII

sang par opposition au mot *polyglobulie*, qui représente l'augmentation des globules, la pléthore.

L'aglobulie est une maladie excessivement commune. Le chiffre des globules dont la moyenne est
de 125 pour 1,000, peut tomber à 21, comme l'a
vu M. Andral. Je l'ai vu descendre à 43.

L'aglobulie se traduit toujours à l'extérieur par
des troubles dans le système nerveux.

Les troubles du système nerveux sont d'autant plus
graves en général, que l'aglobulie est plus prononcée.

Les troubles de l'aglobulie peuvent affecter le système nerveux de la vie volontaire, et le système
nerveux de la vie végétative. Aux premiers se rattachent les convulsions, les paralysies, les léthargies hystériques, l'aphonie hystérique, l'asthme hystérique ; les troubles des organes des sens que l'on
appelle nerveux (certaines amblyopies, certaines
amauroses.....; les sifflements d'oreilles, etc.). Aux
seconds se rattachent les névroses, les phénomènes
chlorotiques, les palpitations nerveuses du cœur et
des gros vaisseaux, les bruits artériels et veineux, la
diminution de la calorification, certains troubles des
fonctions utérines, etc.

En général, les maladies appelées *nerveuses*,
dépendent de l'aglobulie, ou coïncident toujours avec
elle.

L'aglobulie est plus fréquente chez la femme que chez l'homme.

La plupart des femmes ont un léger degré d'aglobulie : ce qui rend compte de leur susceptibilité nerveuse, de leur sensibilité exagérée·, et des névralgies si nombreuses qui les tourmentent. Sydenham prétend que les deux tiers des femmes ont des symptômes hystériques.

Les femmes ont moins de globules que l'homme (120); elles sont plus sujettes aux troubles nerveux. Cette diminution doit être attribuée à leur hémorrhagie périodique, car toute hémorrhagie diminue les globules.

Les règles ont donc pour usage, entre autres, de produire chez la femme la susceptibilité nerveuse qui la caractérise.

Les phénomènes nerveux des premiers mois de la grossesse dépendent de la diminution des globules.

Il est d'observation que les maladies nerveuses tendent à disparaître après l'âge critique. Il est également d'observation qu'à cette époque de la vie, les globules augmentent par suite de la cessation des règles.

En général, les femmes supportent mal les saignées et la diète, parce que ces moyens augmentent la diminution des globules et par suite, l'exaltation nerveuse. On a dit avec raison que la chlorose domine la pathologie de la femme.

L'hystérie est l'aglobulie des femmes de vingt-cinq à cinquante-cinq ans; la chlorose est l'aglobulie des jeunes filles et souvent des jeunes-gens; l'hypochondrie est l'aglobulie des hommes faits.

S'appuyant sur un autre ordre d'idées, Sydenham ne voyait aucune différence entre l'hystérie et l'hypochondrie.

Un grand nombre de maladies chroniques, mais surtout la vérole, le tubercule, le cancer et les fièvres intermittentes, font naître l'aglobulie, qui alors est symptômatique.

La diète trop longtemps prolongée, les émissions sanguines trop fréquentes amènent l'aglobulie et, par suite, la surexcitation nerveuse. Cela arrivait fréquemment quand on prenait les gastralgies pour des gastrites; les moyens que l'on employait prolongeaient la maladie.

Les antispasmodiques peuvent quelquefois calmer la surexcitation nerveuse, mais ils ne la guérissent jamais. Pour obtenir une guérison radicale et solide, il faut remonter les globules à leur chiffre normal, et le seul moyen d'y parvenir, c'est d'employer l'alimentation animale , le vin , le fer , les amers , l'insolation , le séjour à la campagne , les bains de mer , etc...

Lorsque l'aglobulie est symptômatique , les mêmes moyens peuvent encore concourir à la guérison de l'organisme. Dans le troisième degré de la vérole et dans les fièvres intermittentes anciennes , on se trouve bien d'unir l'alimentation animale , le vin , le fer et les amers aux antisyphilitiques et aux fébrifuges. Si l'altération du solide est incurable (tubercule et cancer), le fer peut soulager , mais ne guérit pas.

L'augmentation des globules (140–150–170 pour 1000), la polyglobulie, émousse la sensibilité nerveuse et conduit à l'*apathie*.

Les polyglobuliques ont des maladies qui leur sont en général particulières , la goutte , la gravelle , les hémorrhagies cérébrales.... Les saignées , la diète , l'alimentation végétale , les eaux alcalines , etc...., sont les meilleurs moyens de guérir la polyglobulie.

En résumé , les manifestations fonctionnelles du système sanguin et les manifestations fonctionnelles du système nerveux , sont en raison inverse.

Mon mémoire remporta la première mention honorable , et cela fut d'autant plus encourageant , que le prix était partagé entre MM. Landouzy et Brachet de Lyon.

En 1847; une nouvelle occasion s'est présentée de soumettre mes idées à l'appréciation de l'Académie. La nouvelle récompense que j'ai obtenue de cette Société savante, m'a engagé à publier ce travail.

Je ne me fais pas illusion ; je suis loin d'avoir répondu complètement à la question posée dans ce concours. Mon mémoire est plutôt un plan à remplir qu'une œuvre achevée. Je me suis plus particulièrement efforcé de prouver que la surexcitation nerveuse est ordinairement produite par la diminution des globules du sang, et que l'alimentation animale est le meilleur moyen de la combattre.

PROLÉGOMÈNES.

On entend aujourd'hui généralement par *aliments*, les matières qui introduites dans le canal digestif, sont propres à développer les organes, à entretenir leurs fonctions et à réparer leurs pertes. Les anciens médecins avaient donné une acception plus large à ce mot. Pour eux, les aliments étaient tous les corps extérieurs qui, modifiant l'individu, avaient la propriété de développer et d'entretenir ses organes et sa vie. Ainsi l'air atmosphérique, la lumière solaire, le calorique, l'eau, quelques substances minérales, le plus grand nombre des substances animales et végétales étaient des *aliments*. Placé à ce point de vue, on peut définir l'aliment : tout modificateur qui concourt à développer les organes et à réparer leurs pertes. Cette définition peut s'appliquer à l'ensemble des êtres organisés.

L'air atmosphérique (*Pabulum vitæ*), le calorique
et l'eau sont l'aliment indispensable, non-seulement
aux animaux et aux végétaux supérieurs, mais même
à ces productions amorphes classées à la partie inférieure de l'échelle des êtres organisés ; êtres si simples, ne se composant que de tissu cellulaire, souvent
peu évident même sous le microscope. La lumière solaire se trouve dans des conditions analogues : certainement le plus grand nombre des êtres organisés peuvent vivre plus longtemps sans lumière que sans air
ou sans calorique ; mais voyez l'immense modification
qu'ils éprouvent ! Sans parler des autres altérations,
leurs globules, qu'ils soient rouges, jaunes, violets,
bleus....., se décolorent rapidement. Quoique moins
répandus dans la trame organique, le chlore, le phosphore, le soufre, le sodium, le potassium, le fer, etc.,
se trouvent nécessairement liés à l'organisation du
plus grand nombre des êtres vivans.

Plus l'être est simple, moins il a besoin d'aliments
complexes : du calorique, un peu de vapeur d'eau et
de l'air atmosphérique seront un aliment suffisant aux
germes de quelques bissus ou conferves ; ils y trouveront l'humidité, le carbone, l'oxygène et l'hydrogène
nécessaires à leur développement et à leur entretien.
Certains animaux inférieurs se trouvent dans des
conditions analogues et un peu d'azote, est peut-être
le seul aliment qu'ils demandent de plus. Si maintenant
nous passons aux végétaux plus compliqués, nous
voyons que pour se développer et parcourir leur évolution vitale, il leur faut non-seulement de l'air atmo-

sphérique, de la vapeur d'eau et du calorique, mais encore de la lumière solaire, du chlore, de l'iode, de la chaux, de la silice, de la potasse, de la soude, de l'alumine, du fer, etc., etc. Il faut même que ces corps simples aient formé des combinaisons pour pouvoir servir d'aliments aux végétaux supérieurs. Il en est de même pour les animaux : outre l'air, l'eau, le calorique, etc...., et les corps simples, ils ont besoin, pour leur aliment, de principes immédiats et de corps organisés. En général, ils ont besoin d'un aliment d'autant plus complexe qu'ils sont plus élevés dans l'échelle zoologique.

Le régime, est l'ensemble *des aliments* qui agissent régulièrement, habituellement sur un être organisé. Chaque groupe de la grande famille des êtres a un régime qui lui est propre et qui agit à quelques variantes près, sur tous les individus d'un même genre. L'espèce humaine reçoit partout l'influence de l'air, de la lumière solaire, de l'eau, du calorique, des métaux, des substances végétales et animales. Mais cet air atmosphérique, cette eau, ces substances végétales et animales varient dans leur composition; les corps qu'elles renferment en suspension ou en combinaison, ne sont pas identiques sur toute la surface du globe. Le calorique, la lumière solaire, les métaux varient également en quantité, et leur manière d'être, d'influencer l'homme, varient suivant les latitudes; d'où il suit que l'homme a un régime variable suivant le pays qu'il habite. Si maintenant nous comparons entr'eux, sous ce point de vue, les habitants d'une même contrée, nous voyons que la civilisation a détruit l'uniformité du régime. Tel individu vit à l'abri de la lumière solaire, tandis que tel autre y est continuellement soumis. Celui-ci passe sa vie en face d'un fourneau qui projette sur son corps une grande quantité de calorique et se livre à un exercice musculaire, violent; celui-là, s'étiole dans une cave basse, humide et froide, occupé à un travail qui ne met pas en jeu sa caloricité. L'industrie entasse les hommes, les femmes et les enfants, au milieu d'exhalaisons minérales, végétales ou animales, privés d'air et de lumière; les travaux agricoles les isolent souvent et les exposent toujours aux rudes atteintes de la neige, de la pluie, des vents, du froid, du chaud et aux changements brusques de température. Ici, vous voyez un homme qui dépense chaque jour une somme considérable d'efforts musculaires, et qui n'a pour réparer ses forces, qu'une nourriture insuffisante en quantité et en qualité, et là, vous en voyez un autre qui passe sa vie dans l'oisiveté, dans le repos presque absolu, occupé seulement à introduire dans son estomac des aliments succulents et réparateurs (1). Le régime est

---

(1) Les progrès de l'ordre social doivent tendre à faire disparaître ces inégalités extrêmes et déplorables : certains socialistes pensent que c'est facile et possible immédiatement. Il est malheureusement plus que probable, que ce résultat sera long à obtenir et n'arrivera que progressivement. Sous le point de vue de l'hygiène publique, ce résultat est très-désirable ; on verra dans la suite de ce travail qu'une alimentation trop ou trop peu succulente, détermine une foule de maladies. La science enseigne donc

donc loin d'être identique pour tous les individus de l'espèce humaine ; il présente au contraire d'immenses différences ; d'où il suit que pour étudier les modifications que l'homme éprouvera sous l'influence d'un changement déterminé dans l'aliment, il faudra tenir compte de son régime habituel , c'est-à-dire, de l'ensemble des aliments qui agissent régulièrement et habituellement sur lui.

Chaque classe d'être ayant son aliment propre , qu'arriverait-il si on voulait le changer ? ce serait impossible d'une manière absolue. Ainsi il serait absurde de vouloir nourrir un animal supérieur avec l'aliment d'un végétal ; et un organisme quelconque serait de suite détruit, si on remplaçait l'air atmosphérique par le chlore.

Si l'on ne peut soustraire à volonté ou changer totalement l'aliment d'un individu, on peut cependant modifier le régime en changeant , en diminuant ou en augmentant certaines parties de l'aliment qui le constituent. C'est ainsi , par exemple , que l'on pourrait rechercher ce qui arriverait à une conferve qui vit habituellement dans l'obscurité, si on la forçait à vivre sous l'influence des rayons solaires ; ou bien ce que deviendrait une plante qui respirerait de l'oxyde

---

qu'un grand nombre d'états morbides disparaîtront ou du moins deviendront plus rares à mesure que l'égalité dans la position sociale fera des progrès. C'est précisément parce qu'ils ont exagéré cette opinion, que les socialistes ont compromis leurs théories.

de carbone au lieu de l'acide carbonique qui rentre dans la composition de l'air. On peut également forcer les végétaux à se développer, sans se procurer les minéraux qu'ils renferment habituellement et étudier les modifications qu'ils éprouvent. Il en est ainsi pour les animaux. On peut les priver de calorique, de lumière, de certains corps minéraux, de telles ou telles substances animalisées qu'ils s'assimilent habituellement ; comme aussi l'on peut rechercher l'influence qu'ils recevront par l'augmentation ou par les changements opérés dans les diverses parties de l'aliment.

L'on a déjà obtenu des résultats importants. La privation de l'aliment a produit des effets souvent prévus et toujours analogues, mais les modifications dans l'aliment ou des aliments nouveaux, ont produit des résultats inattendus. Qui ne connaît la puissance des alcalis sur les végétaux ? Qui ne connaît l'influence du changement de sol et de latitudes sur certaines plantes ! Le ricin qui est en France une plante herbacée, peut ailleurs devenir un arbre élevé ! Quelles modifications la science agronomique n'a-t-elle pas produites chez les animaux ! Combien de races améliorées et pour ainsi dire transformées ! On a obtenu les mêmes phénomènes dans le règne végétal. Les plantes qui décorent nos jardins sont en général, des variétés produites par la culture.

Après avoir précisé ce que nous entendons par *aliment* et *régime*, nous pensons qu'il est utile d'examiner cette question : Quelle doit être l'alimentation normale de l'homme (1) ?

Il est inutile de prouver que l'alimentation de l'homme doit se composer de substances animales et végétales. Sans en rechercher d'autres preuves, il suffit de comparer la conformation du système dentaire et la structure du canal intestinal chez l'homme, les herbivores et les carnivores. Ce qui a directement trait au sujet que je veux étudier, est de déterminer dans quelles proportions relatives ces substances doivent entrer dans l'aliment. Plusieurs auteurs se sont efforcés de résoudre cette question. Les uns disent que l'alimentation est l'effet de l'habitude et ils apportent pour preuve de leur opinion, que les Brahmes se nourrissent exclusivement de végétaux, et certaines peuplades sauvages, d'animaux; d'autres ont donné des proportions approximatives en se fondant sur certaines modifications de nos organes. Grimaud compare l'énergie musculaire de l'homme à celle des animaux carnivores et conclut que nous sommes plus carnivores, qu'herbivores; un autre médecin dont le nom m'échappe, considérant que sur les trente-deux dents du système dentaire de l'homme, douze appartiennent plus particulièrement aux carnivores et vingt aux herbivores, conclut que la tendance aux aliments animalisés et végétaux, est dans le rapport de 12 à 20.

---

(1) Nous entendons le mot *alimentation*, comme tout le monde c'est-à-dire, cette partie de l'aliment mise en contact direct avec le tube digestif.

Je rappellerais d'autres opinions et nous verrions toujours les mêmes divergences, parce que l'on est parti
d'un principe faux. L'aliment, comme je l'ai exposé
plus haut, ne se compose pas seulement des substances qu'assimile le tube digestif; le calorique, l'air,
la lumière, etc..., en font également partie, et en les
modifiant, on peut produire des modifications dans
le reste de l'aliment, sans sortir pour cela de l'état
normal. Il suit de là, que tel individu pourra se nourrir exclusivement de substances animales, et tel autre
de substances végétales; celui-ci les combinera dans
le rapport de 12 à 20, celui-là dans le rapport de 8
à 24, etc., et tous pourront être dans un état parfaitement naturel. Il n'y a donc sous ce rapport, rien
d'absolu. L'homme, a en effet, cet avantage de pouvoir
vivre sur tous les points du globe, dans les conditions
les plus diverses de chaud, de froid, de sec, d'humide, etc., à la condition néanmoins de faire varier
son alimentation, pour contrebalancer d'un côté ce
qu'il perd de l'autre et maintenir l'équilibre. Voyez
ce qui arrive aux végétaux des tropiques transplantés
sous nos zônes tempérées? Eux n'ont pas la puissance
de modifier les substances qui les pénètrent; aussi recevant et moins de calorique et moins de lumière, la
plupart dépérissent et ceux qui résistent se transforment en variétés rabougries. Le tigre pourrait-il
abandonner les Boschismans, pour vivre avec les
Samoïèdes? l'ours blanc, le nord de la Norwège, pour
le cap de Bonne-Espérance? et quand on a rencontré
un éléphant conservé dans des blocs de glace des

mers du Nord, n'a-t-on pas eu hâte de supposer que cet animal avait été transporté de l'Asie centrale par un moyen inconnu?

Parmi les êtres organisés, l'homme étant le seul qui puisse vivre sur tous les points du globe, doit modifier son alimentation pour contrebalancer l'action des agents extérieurs variables comme le climat. Son intelligence et les moyens divers qu'elle met à sa disposition, lui donnent cette prérogative. L'instinct et l'observation lui apprennent aussi quels sont les changements qu'il doit apporter à son régime alimentaire. Les peuples du Nord savent qu'ils doivent user de substances qui produisent beaucoup de calorique, comme les liqueurs fermentées; et vouloir les en priver absolument, c'est impossible; le besoin le persuadera mieux que les prédicateurs des sociétés de tempérance. Si les Brahmes se nourrissent exclusivement de végétaux, et les Kamchadales d'animaux, croit-on que cela leur soit bien pénible? Le Brahme n'a-t-il pas le soleil des Indes qui l'inonde de calorique et de sa splendide lumière? le Kamchadale au contraire tapi dans sa hutte couverte de neige ou courant après sa proie sur une terre stérile, mal défendu contre l'intempérie de l'air par les haillons qui le recouvrent, privé six mois de suite de la lumière solaire, est obligé d'introduire dans son estomac des aliments azotés et âcres qui développent le calorique que la nature lui refuse. Aussi, voyez sa passion pour la chair animale et les liqueurs fortes! Le besoin qui pousse ces peuples vers ces excitants qui leur manquent souvent, a conduit ces malheureux à inventer des aliments, qui, pour nous, seraient peut-être des poisons. Vivant de chasse et de pêche, mal soutenus par la chair molle des poissons, ils ont imaginé de les entasser, de les faire fermenter et ils les mangent avec volupté quand la putréfaction commence! Croyez-vous que transplantés dans le Bengale ils suivissent le même régime? ou que le Brahme malgré ses idées religieuses pourrait dans le Kamchatka et dans les conditions de ses habitants, se substanter, en buvant de l'eau et en mangeant la pulpe des figues, des ignames et des melons? Un Indien qui se livre aux liqueurs fortes, satisfait les voluptés de l'ivresse ; mais le Kamchadale obéit à l'irrésistible besoin de son organisme.

Placé à ce point de vue, on comprend bien que l'on ne puisse absolument préciser le rapport qui doit exister, entre les aliments tirés du règne végétal, et ceux fournis par le règne animal. La proposition que j'ai essayé d'établir peut se formuler ainsi : l'homme a d'autant plus besoin d'aliments azotés et stimulants, qu'il est placé dans des circonstances environnantes plus mauvaises sous le point de vue de la lumière, du calorique, etc., c'est-à-dire, que le besoin d'alimentation animale et stimulante, et les bonnes conditions hygiéniques, sont en raison inverse.

Avant d'entrer plus avant dans la question, je veux préciser en deux mots un point très-important du problème. Par nourriture animale, j'entends l'ensemble d'un animal ou de parties d'un animal ; tandis que je

ne considère pas comme appartenant à cet ordre certains principes immédiats : la graisse, par exemple,
parce que ce n'est pas un corps azoté. Aussi, je pren-
drai souvent pour synonyme de *matière animale*, *matière azotée ;* de même pour les végétaux, mais en sens
inverse. J'entends par aliment végétal, les végétaux ou
les fractions de végétaux, mais non pas certains principes immédiats qui sont excessivement *animalisés*
(azotés) : ainsi le gluten. Sans ces distinctions, il y
aurait eu confusion. Un homme alimenté avec de la
graisse serait-il nourri de matière animale ; celui qui
ne mangerait que du gluten, suivrait-il un régime
végétal?

Dans tous les temps, la science de l'homme s'est
occupée des résultats obtenus par la privation, la diminution, l'augmentation ou les variations de l'aliment. Dans ces dernières années, l'on a expérimenté
l'action exclusive de quelques principes immédiats
(sucre, gélatine, graisse, amidon, etc.), et l'on est
arrivé à certaines données très-satisfaisantes ; mais il
me semble que l'on n'a pas saisi la loi générale qui
relie ces nombreux faits particuliers. Un homme est
privé de lumière, de calorique; on l'entoure continuellement d'un air humide, chargé d'exhalaisons
végétales, on ne lui fournit pas une nourriture suffi-
sante, chacun prévoit qu'il va devenir scrofuleux ou
tout au moins lymphatique. Un autre est placé dans
des circonstances opposées, c'est-à-dire, il reçoit la
lumière et le calorique convenable, il respire un air
pur et balsamique, il use d'une nourriture fortement

réparatrice..., cet homme le plus souvent deviendra sanguin et personne ne s'en étonnera : c'est prévu. Mais on n'a pas analysé, spécifié ce qui s'est passé chez ces deux individus, et si l'on retranche ce qui est évident pour tout le monde, les changements survenus dans la coloration des téguments, dans la graisse, dans le développement des masses musculaires, dans la calorification, etc..., il faut avouer que la science a beaucoup à faire. Si maintenant nous nous renfermons dans la question qui nous est posée : quelle est l'influence du régime animal et végétal sur le physique et le moral de l'homme, c'est-à-dire, quelles sont les modifications que le régime végétal ou animal impriment à chaque organe, à chaque fonction et surtout aux deux grands systèmes, le sanguin et le nerveux, qui sont la trame intime et le support de l'organisme, avouons que nous nous servirons peu des données scientifiques. Cependant nous avons hâte d'ajouter que dans ces derniers temps, l'étude de l'urine, du sang et du chyle a conduit à des résultats précieux que nous aurons l'occasion de mettre souvent à profit dans le cours de ce travail.

Pour nous, le point capital de la solution de la question posée dans ce concours, est dans le sang, l'*âme de la chair,* comme l'appelle Moïse (Lévitique), *chair coulante,* comme le dit Bordeu, *matrice évidente de tous les organes.* Le sang est influencé par la lumière solaire, le calorique, l'air, etc..., mais surtout par l'alimentation : c'est du chyle perfectionné par les fonctions pulmonaires et cutanées. Nous nous sommes

donc efforcés d'étudier les changements que l'alimentation apporte dans ses globules, son eau, son albumine, sa fibrine, etc..., et par suite, les modifications
qui en résultent dans les autres organes et leurs fonctions. Si je ne me fais illusion, je suis arrivé à des
résultats dignes de fixer l'attention des physiologistes
et des thérapeutistes.

Plus nous avons avancé dans ces recherches, plus
il nous a paru indispensable d'étudier également l'action des rayons solaires, de l'air, etc.., sur les globules; car nous sommes arrivés à penser que ces agents
extérieurs ont une grande influence sur les globules
du sang et que les variations dans leur mode d'action,
peuvent contrebalancer l'action de l'alimentation, mais
nous aurions cru sortir des limites de ce concours.
Dans ce qui va suivre, nous supposerons toujours que
les modifications extérieures sont dans l'état le plus
normal et le plus habituel (1).

---

(1) L'alimentation animale tend à augmenter les globules dans
de grandes proportions; si le sujet de l'observation vit dans l'obscurité, malgré l'augmentation de ses globules, il pourra avoir
les attributs des scrofuleux. Voici ce qui arrive : à l'analyse du
sang si on trouve 130, ou 140 en globules ou plus, on est étonné
de trouver de la pléthore, de la polyglobulie chez un sujet que
l'on pensait scrofuleux. Le microscope rend compte de ces faits;
il montre que les globules rouges sont accompagnés d'un grand
nombre de globules blancs ou peu colorés. Ces globules blancs
étant inséparables, sont pesés avec les globules rouges dont ils augmentent le poids. Ils rendent raison de l'apparence lymphatique,
de la blancheur de la peau, etc ... Les scrofuleux peuvent donc
avoir beaucoup de globules : seulement une certaine proportion
de ces petits organes restent blancs.

Les sujets des expériences ne m'ont pas manqué :
En général, je traite la pléthore (polyglobulie) et les
maladies polyglobuliques (gravelle , congestions cérébrales, goutte, hypertrophies du cœur, etc...) par le
régime végétal ; tandis que les anémiques, aglobuliques ; les personnes blanches, nerveuses, etc..., j'ai
l'habitude de les soumettre à un régime animalisé. J'ai
donc pu analyser le sang de plusieurs personnes qui
se trouvaient dans les conditions nécessaires à la solution du problême, et j'ai pu le faire sans leur nuire,
puisque ces saignées étaient utiles à la curation de
leurs maux.

PREMIÈRE PARTIE.

———◉———

DE L'INFLUENCE DU RÉGIME VÉGÉTAL SUR LA CONSTITUTION PHYSIQUE ET LE MORAL DE L'HOMME.

————◈◈◈◈◈————

CHAPITRE Iᵉʳ.

———

DE L'INFLUENCE DU RÉGIME VÉGÉTAL SUR LES ORGANES ET LES FONCTIONS DE LA VIE INVOLONTAIRE.

———

Les fonctions dont l'ensemble constitue les phénomènes de la vie, se divisent en deux catégories parfaitement tranchées : elles sont involontaires ou volontaires. La vie générale peut donc se décomposer en deux
vies particulières qui, comme l'a prouvé Bichat, sont
jusqu'à un certain degré, indépendantes. La vie involontaire, appelée également végétative, organique, de
nutrition, est sous la dépendance du grand-sympathique. Ce système nerveux dans les animaux inférieurs

se substitue au cerveau et à la moëlle épinière des vertébrés. La dissociation des organes qui composent l'organe cérébral est déjà très-évidente chez les poissons. Au lieu d'un cerveau plus ou moins globuleux, il existe une succession de renflements de matière nerveuse, placés sur la même ligne. Dans les invertébrés, on ne distingue plus qu'un seul système de nerfs. Il m'est impossible d'admettre que ce soit le grand-sympathique qui ait disparu. Dans les mollusques, les renflements de la substance nerveuse sont épars dans tout le corps ; dans les articulés, dans les insectes, dans les lombrics terrestres, on trouve deux ganglions à chaque articulation ; dans les intestinaux cavitaires, il existe deux longs renflements de matière nerveuse étendus, sous formes de lignes, tout le long du corps (1) ; enfin dans les intestinaux parenchymateux et dans les polypes, la substance nerveuse est répandue confusément dans la masse pulpeuse qui constitue ces animaux. Si nous ajoutons à ces données d'anatomie comparée, que les fonctions cérébrales ou volontaires diminuent à mesure qu'on descend l'échelle zoologique, et que les fonctions de la vie nutritive ou du grand-sympathique acquièrent au contraire plus d'énergie, il me semble qu'il faut nécessairement admettre que le système cérébral s'efface, tandis que le grand-sympathique prend plus de développement. Les fonctions de la nutrition, si développées dans les animaux infé-

(1) *L'oxyure vermiculaire* fait exception. (Voyez mon mémoire sur l'oxyure vermiculaire, *Gazette des Hôpitaux*, 1847).

rieurs, sont sous sa dépendance ; c'est lui qui préside
à ces phénomènes moléculaires de composition et de
décomposition qui se passent, entre le solide et le sang,
dans la trame cellulaire. Pour que l'harmonie existe,
il faut avant tout que le nerf et le sang soient dans des
conditions anatomiques définies qui constituent l'état
normal. Si donc le sang s'éloigne des limites de sa
composition normale, le grand-sympathique manifeste
par certains symptômes qu'il est influencé par ce changement, et l'état morbide commence.

ARTICLE Ier.

De l'influence du régime végétal sur les phénomènes de la digestion.

Un des premiers actes de la digestion est la mastica-
tion. Cette fonction se passe dans la cavité buccale ; il
en résulte que cette cavité est le siège de l'appréciation des qualités sapides, du broiement et de l'insalivation des aliments. Je ne parlerai pas des deux premières fonctions qui ne présentent rien de particulier,
si ce n'est que le broiement des substances végétales
altère plus vite les dents que celui des substances animales ; d'abord à cause de leur structure, de leur tex-
ture, et ensuite parce que les végétaux laissent, dans
les espaces interdentaires, des détritus qui deviennent
acides en se putréfiant, tandis que les détritus animaux
produisent du carbonate alcalin qui est au contraire
très-propre à la conservation de l'émail.

L'insalivation présente ce phénomène remarquable, que les matières azotées absorbent plus de salive que les substances végétales. Je me suis convaincu de ce fait par plusieurs expériences que j'ai pratiquées de la manière suivante : j'insalivais, comme pour les manger, diverses substances dont je connaissais le poids, et au moment de les avaler, je les rejetais dans le plateau de la balance pour les peser de nouveau.

Voici quelques-unes de ces expériences :

30 gram.	de pomme crue pèsent après l'insalivation.	29 gr.
30 —	de pomme de terre, —	—	38 gr.
30 —	de châtaigne,	—	—	41 gr.
30 —	de pain blanc, cuit la veille,	—	45 gr.
30 —	de mouton rôti et froid,	—	52 gr.

Les 30 grammes de pomme crue perdent donc sous l'influence de l'insalivation un peu plus de 3 pour 100.

Les 30 grammes de pomme de terre ont absorbé 26 pour 100 de salive.

Les 30 grammes de châtaigne ont absorbé 36 pour 100 de salive.

Les 30 grammes de pain blanc ont absorbé 50 pour 100 de salive.

Enfin, les 30 grammes de mouton rôti ont absorbé 73 pour 100 de salive.

En jetant un coup-d'œil sur ce tableau, on voit que les substances soumises à l'expérience ont absorbé une quantité différente de salive pendant l'insalivation.

La pomme crue, loin d'augmenter, a diminué de poids ; d'où il suit que les parois buccales ont absorbé plus du suc de ce fruit, que lui-même n'a absorbé de

salive. J'ai varié l'expérience : ainsi 23,60 grammes
de cerises insalivées ne pesaient plus que 14,90, c'est-
à-dire avaient perdu $\frac{36}{100}$. 200 grammes de cerises insalivées, en ayant soin de rejeter dans le plateau de la
balance toute la salive que leur goût aigrelet et la répugnance qu'inspire une pareille expérience appelait
dans la bouche, n'avaient ni augmenté ni diminué;
2,40 de manne pesaient encore après l'insalivation
2,40.

La pomme de terre bouillie a absorbé 26 p. 100.
Dans d'autres expériences, 2 grammes de laitue crue
avaient absorbé 20 p. 100; et 2,85 de chou, 5 p. 100.

La châtaigne qui est plus animalisée que la pomme
de terre a absorbé 36 p. 100; viennent ensuite le pain
blanc et le mouton rôti. J'ai varié ces expériences et
les résultats ont été toujours analogues. Il en résulte
donc que plus les matières sont azotées, plus elles absorbent de salive pendant l'insalivation.

Recherchons maintenant de quelle manière les substances végétales se comportent dans le tube intestinal.

Les végétaux qui composent le bol alimentaire renferment peu de salive; la préparation qu'ils ont subie
dans la bouche les a donc peu disposés à être digérés,
surtout si on les compare sous ce point de vue aux
substances animales. Ce premier acte de la digestion
nous laisse déjà pressentir les phénomènes que nous
allons décrire.

Le séjour des substances végétales dans l'estomac

et les intestins est très-court ; ces organes s'en débar
rassent promptement, comme de matériaux inutiles ;
et, chose remarquable ! si le bol alimentaire est composé de substances végétales et de substances animales,
ils gardent ces dernières avec soin et chassent les premières sans jamais commettre d'erreurs. Quand un
homme succombe quelques instants après son repas,
à l'autopsie on trouve les substances azotées encore
renfermées dans l'estomac, tandis que les végétaux
sont déjà chassés dans l'intestin grêle. Sur le vivant,
il est facile d'observer ces phénomènes, en étudiant ce
qui se passe chez les personnes affectées d'anus contre
nature : si le repas est composé avec de la viande exclusivement, le résidu avant de se présenter à la fis-
tule mettra un temps double ; si l'alimentation est animale et végétale, invariablement les végétaux appa-
raîtront avant les détritus de viande. Le fait est positif ;
je ne chercherai pas à en donner une explication qui
serait hypothétique.

Le tube digestif attaque difficilement les végétaux,
et souvent même ne les attaque pas du tout. C'est ainsi
que certains fruits, certaines graines et racines sont
encore reconnaissables après avoir traversé la longue
filière des organes digestifs ; les graines même peuvent conserver leurs propriétés physiologiques. Ne sait-
on pas que la plupart d'entr'elles peuvent germer et
se développer après avoir parcouru le long canal des
herbivores ? On sait également que les carottes, les
pommes de terre, les noix, les amandes, les cerises,
les haricots, les lentilles, etc., souvent même malgré la

cuisson , peuvent être reconnues dans les fèces de l'homme.

Puisque les substances végétales séjournent peu dans l'appareil digestif et qu'elles y sont attaquées difficilement , il reste évident qu'elles abandonnent peu de matériaux à la chymification. Ce fait peut se prouver directement. On prépare une sphère d'argent creuse et criblée de trous. On la divise par des diaphragmes , et l'on place dans chaque compartiment une substance différente. On avale ce petit appareil ; et, quand il a parcouru tout le tube digestif, on trouve que les substances animalisées ont disparu , tandis que les végétaux ont été à peine altérés.

Le raisonnement nous démontre que les végétaux doivent laisser plus de résidus que les substances animales, puisqu'ils séjournent moins dans les intestins , qu'ils y sont moins attaqués par les forces digestives , et qu'ils abandonnent moins de substances au chyme. L'observation directe prouve ce que le bon sens indique. Les matières fécales d'un homme bien portant et bien nourri renferment 6 p. 100 de détritus organiques ; le reste n'est que de l'eau et des sucs biliaires. Les matières fécales de la vache au contraire renferment 24 p. 100 de résidus de matières alimentaires, et comme nous l'avons déjà dit, quelques-uns de ces résidus sont si peu altérés, qu'on en reconnaît facilement l'origine, et qu'ils jouissent encore de leurs propriétés physiologiques. Plusieurs graines peuvent germer après avoir parcouru le canal intestinal du bœuf, du cheval, du chameau, des oiseaux et même de l'homme. Quelles différences ne présentent pas les fèces d'un homme qui a une alimentation succulente et fortement azotée, si on les compare à ceux d'un autre individu mal nourri, nourri de végétaux ? Les premières sont homogènes, fortement colorées, d'une consistance ferme *qui indique la santé*, tandis que les secondes sont pâles, molles, plus abondantes. On y reconnaît des substances qui ont subi l'influence de la digestion sans être altérées; les racines de carottes, de navets, etc.; les graines des légumineuses; les cerises, les groseilles, les amandes, les noix; les salades, etc.

Les végétaux développent dans l'estomac et les intestins une grande quantité de gaz. Ces gaz proviennent et des réactions chimiques des sucs gastriques sur cet aliment, et de l'irritation de la muqueuse; en effet, on les observe toutes les fois que cette membrane est enflammée : leur quantité varie. Parfois peu abondants, ils ne manifestent leur présence que par des gargouillements incommodes. Il arrive plus souvent qu'ils déterminent un ballonnement du ventre; les personnes qui éprouvent cet effet se sentent gonflées, et ne reviennent qu'avec répugnance à cette alimentation. Si les gaz intestinaux se trouvent gênés par la présence de matières volumineuses, par une hernie irréductible ou par tout autre cause capable de retrécir le diamètre du canal intestinal, il peut en résulter de vives douleurs que les Anciens appelaient avec juste, raison, *coliques venteuses*. J'ai souvent rencontré quelques-unes de ces coliques qui simulaient un étranglement. En général, elles sont de courte durée, ne pré-

sentent aucun danger et disparaissent spontanément.
On comprend parfaitement que les frictions sur le
ventre pour disséminer dans une plus grande étendue
les gaz et les détritus, les tisanes chaudes et aromatiques, les lavements irritants qui sollicitent les contractions du rectum et du colon, sont des moyens que l'on
ne doit pas négliger. Les animaux herbivores sont
très-sujets à ces accidents, et en particulier, les ruminants. Il peut même se faire que le développement
gazeux soit si considérable quand ils ont mangé des
herbes fraîches, tendres et humides, qu'il en résulte
une asphyxie par suite de la compression des poumons
par l'estomac. Le remède consiste à donner issue aux
vents au moyen du trois-quarts.

Les développements gazeux sont les premiers symptômes de l'action irritante des végétaux; si cette
nourriture est continuée, la diarrhée leur succède
bientôt. Il est en effet d'observation, qu'une nourriture
composée exclusivement de végétaux, prédispose aux
inflammations des intestins. Les diarrhées, les enté-
rites, les dyssenteries sont très-communes pendant
l'automne, alors que les fruits sont abondants. Lorsqu'ils sont bien mûrs, c'est-à-dire qu'ils renferment
plus de sucre, ils sont moins nuisibles; mais si on en
mange beaucoup, on est exposé aux mêmes accidents.
Les animaux herbivores que leur organisation semble
devoir préserver, subissent les mêmes influences. Lorsqu'on soumet les chevaux, les bœufs, les moutons à
un régime exclusivement herbacé, surtout si l'herbe
est fraîche, ils sont bientôt pris de diarrhée. Voyez

combien dans ces circonstances, ces animaux désirent les substances azotées ! Leur estomac leur dit qu'elles contrebalanceront l'action irritante des végétaux ; et en effet, quand cette alimentation a déterminé la diarrhée, l'avoine est le meilleur moyen de la faire cesser. Les lapins nourris trop longtemps avec des herbes vertes et aqueuses finissent par mourir épuisés par la dyssenterie. La manière dont les substances végétales se comportent dans le tube digestif, rend parfaitement raison de ces phénomènes pathologiques. En résumé donc, la digestion de ces substances s'accompagne d'un dégagement anormal de gaz, et d'un certain degré d'irritation de la muqueuse qui prédispose à la diarrhée, à l'entérite et à la colite. Si ces accidents inflammatoires se déclarent, et si on ne cesse pas cette alimentation, ils ne font qu'augmenter, et la muqueuse des gros intestins s'ulcère. Que penser après cela de l'action bienfaisante des fruits si vantés il y a vingt ans environ, et que quelques praticiens proclament encore ? Ici comme toujours, il faut établir des distinctions : oui, les fruits, les végétaux sont utiles aux personnes polyglobuliques, polyhémiques, pléthoriques, *que le sang fatigue*, au même titre que les eaux alcalines et purgatives ; mais ils sont nuisibles aux anémiques, aux aglobuliques, aux personnes faibles, comme les eaux purgatives (1). Que penser d'un médecin qui ordonnerait les eaux ferrugineuses de Spa à un apoplectique, et les eaux de Sedlitz à une chloro-

---

(1) Il est évident qu'il faut également tenir compte de la saison, du climat, de la température, des conditions hygiéniques, etc.

tique ? Il règne généralement une grave erreur au sujet de la digestibilité des aliments et de la réaction locale et générale qu'ils peuvent déterminer. Les végétaux sont des *aliments légers,* en ce sens qu'ils traversent rapidement le tube digestif; mais s'ils sont *légers,* c'est parce que les organes les chassent comme des corps étrangers et nuisibles ; s'ils sont légers, c'est que leur contact irritant la muqueuse, les contractions des fibres charnues les forcent à arriver promptement à l'extrémité des intestins. Il peut même arriver que l'estomac ne pouvant les attaquer, les expulse violemment par le vomissement. Quand la médecine physiologique régnait en souveraine, on observait journellement ces phénomènes. Dans les convalescences que cette méthode rendait interminables, on conseillait à des estomacs le plus souvent névrosés, des bouillons de laitue, de grenouilles, de veau, de très-jeune poulet, et l'on mettait quelques grammes de ces substances pour un litre d'eau. Cette sorte de tisane nauséeuse provoquait ordinairement le vomissement, parce que, bien entendu, on supprimait le sel et les aromates ; dès-lors on pensait que la *gastrite* récidivait et l'on revenait à la diète, aux sangsues, etc., jusqu'à ce que le malade ennuyé du médecin, suivît un régime à sa guise ou fît venir un charlatan *qui le guérissait,* en lui conseillant du bouillon gras aromatique, des côtelettes de mouton et du vin de Bordeaux. Dans la suite de ce travail, nous reviendrons sur cet important sujet.

Quand un homme se soumet à un régime exclusivement végétal, la sensibilité et la contractilité du tube

intestinal éprouvent des changements considérables.
La digestion dans l'état normal s'exerce sur les deux
sortes de substance ; elle s'accomplit d'une manière
précise, déterminée, et ne fait naître en nous que le
sentiment du bien-être qui précède, accompagne ou
suit un besoin satisfait. Si dans ces conditions normales on se met à un régime très-azoté, le sentiment
de bien-être augmente. L'estomac envoie au cerveau
des sensations agréables, et, si en ingérant ces substances, on les rend plus digestibles en les délayant avec
des boissons excitantes, du vin, des liqueurs, etc...,
on éprouve les plus grandes jouissances que la table
puisse procurer. Une sensation inexprimable, comme
une vie nouvelle répandue dans l'économie, par-
court tout le corps ; on sent le bonheur de vivre,
comme dans les convalescences des maladies aigues.
Si on ne fait pas un excès de boissons alcooliques, il
est rare que le vomissement suive un repas composé
de gibier, de viandes fortes, etc. L'estomac se laisse
parfois littéralement remplir, et il en résulte la régur-
gitation, bien différente du vomissement, en ce sens,
qu'il n'y a pas de mouvements convulsifs et que les
aliments ressortent, parce que le ventricule ne peut
plus les recevoir. Une alimentation végétale produit
des phénomènes opposés. Quand on est habitué à se
bien nourrir, après un repas composé exclusivement
de végétaux, on éprouve un sentiment de gêne à
l'épigastre et un malaise général qui porte à prendre
un excitant quelconque. Si l'on continue le régime, le
malaise épigastrique se transforme en douleur, en gas-

tralgie. Ces douleurs suivent le repas dans les premiers temps; bientôt elles le précèdent, et plus tard, elles durent toute la journée, avec une acuité qui varie. Ces aliments déterminent parfois le vomissement, parce qu'ils agissent souvent comme corps étrangers. On vomit facilement les tisanes aqueuses et mucilagineuses, les fruits, les racines, etc... si on ne les prend pas excitants, en y ajoutant des épices ou des aromates. Chacun connaît instinctivement ou pour en avoir fait l'expérience, l'action de ces diverses substances, et, tel individu, que n'épouvante pas un morceau de viande excitant, refuse les laitages et les fruits. Les intestins paraissent être moins influencés que l'estomac par cette alimentation exclusive. Cependant, elle fait naître des entéralgies qui sont souvent sous la dépendance des gaz abondants qu'elle développe, mais qui parfois existent en dehors de cette cause.

Pour résumer en quelques mots ce que contient cet article, on peut établir les propositions suivantes :

1.º Les matières végétales absorbent moins de salive que les matières animales : les premières paraissent absorber $\frac{40}{100}$ et les secondes $\frac{70}{100}$.

2.º Elles séjournent peu de temps dans l'intérieur des organes digestifs.

3.º Elles sont difficilement attaquées par les forces digestives.

4.º Elles fournissent peu de matériaux à la chymification.

5.º Elles laissent un résidu abondant.

6.º Elles occasionnent le développement de beaucoup de gaz.

7.º Elles occasionnent l'inflammation des diverses parties du tube intestinal.

8.º Elles peuvent donner naissance aux névroses de l'estomac et des intestins.

ARTICLE II.

De l'influence du régime végétal sur le Chyle.

Le but final de la digestion est la production du chyle, c'est-à-dire d'un liquide représentant les parties que le tube intestinal sépare de l'aliment pour servir à reconstituer le sang qui s'épuise sans cesse en fournissant des matériaux aux organes.

Nous verrons dans la suite de ce travail, que le sang des herbivores présente des différences tranchées avec celui des carnivores, et, que le sang du même animal varie suivant que son alimentation se compose de substances végétales ou animales. Recherchons donc si le chyle subit des modifications suivant l'aliment digéré et en particulier, recherchons quelles sont les propriétés et les caractères du chyle provenant de substances végétales (1).

---

(1) Il est évident que le chyle, pris dans le canal thorocique, ne provient pas exclusivement de l'alimentation, puisque le chyme a sans doute été élaboré par les ganglions et qu'il est mélangé avec la lymphe.

De même, s'il est constant que les parties solubles du chyme sont directement absorbées par les veines intestinales, le chyle ne renferme pas tous les produits de la digestion. Ce résultat demande de nouvelles preuves.

En général, le chyle est un liquide blanc qui, en dehors du canal thorocique, se comporte comme le sang sorti de la veine. Laissé quelques instants en repos, il se divise en deux couches dans le vase qui le renferme : il se forme un caillot et du serum. Le serum est formé d'eau, d'albumine et de corpuscules plus ou moins colorés, le caillot est formé d'une substance très-analogue à la fibrine dont elle ne diffère que par moins d'élasticité et de ténacité. En se coagulant, cette fibrine a entraîné dans ses mailles un grand nombre de corpuscules blancs dont on peut la débarrasser par le lavage.

Vu au microscope, le chyle représente un liquide incolore dans lequel nagent une foule de globules plus petits que ceux du sang, transparents, à contours blanchâtres.

Si nous ajoutons qu'il renferme du chlorure de sodium, du phosphate de chaux, du fer, etc...; que l'on y a trouvé du soufre, divers principes de la bile, etc..., nous le trouverons très-analogue au sang ; c'est du sang moins le perfectionnement des globules et de la fibrine.

Le chyle des mammifères carnivores ou herbivores, celui d'un chien nourri exclusivement avec des substances animalisées ou végétales, se comporte toujours de la même manière ; mais on observe des différences tranchées.

Le chyle des herbivores avant sa séparation par le repos est peu épais, presque transparent; sa couleur est légèrement verdâtre. Le serum est transparent ; il tient en suspension des corpuscules blanchâtres, mais il ne se forme pas de croûte analogue à la crême du lait : ce dernier caractère se remarque dans le chyle des carnivores. Le coagulum est blanc et les couches superficielles sont transparentes. Si on distille ce chyle, on obtient du carbonate d'ammoniaque, et il reste dans la cornue, du charbon, du fer et les sels. Si on l'évapore, on trouve qu'il renferme environ 950 parties d'eau sur mille.

Le chyle des carnivores est blanc-sale, plus épais que celui des herbivores. Son serum est moins transparent, tient en suspension plus de globules et se couvre d'une croûte analogue à la crême du lait. Le coagulum est opaque et fortement rosé. A la distillation, il fournit beaucoup de carbonate d'ammoniaque. Il laisse peu de charbon et paraît contenir les mêmes matières minérales que celui des herbivores. Évaporé, il ne renferme plus que 900 parties d'eau.

Si maintenant, nous recherchons les différences de proportion de la fibrine et des corpuscules blancs dans les deux espèces de chyle, nous arriverons à des résultats qui ont beaucoup d'importance pour notre sujet. Ces résultats, faciles à vérifier, ont été obtenus pour la première fois par MM. Leuret et Lassaigne.

La fibrine n'est pas en rapport avec l'azote des matières alimentaires. Le chyle des herbivores en contient autant que celui des carnivores et *celui d'un chien*

*nourri exclusivement de viandes, en renferme autant
que celui d'un autre chien nourri de gomme et de sucre.*

Puisque la fibrine ne varie pas suivant l'alimentation, ce sont donc les corpuscules blancs ou l'albumine
qui par leur présence impriment les différences que
nous avons signalées. L'albumine étant dissoute, n'in-
flue en rien sur l'aspect, la transparence et la croûte
crêmeuse. Ce sont donc, en résumé, les globules qui
par leur quantité plus ou moins grande, différencient
surtout les deux chyles.

Ce qu'il nous importe de remarquer dans cet article, c'est que la fibrine du chyle varie fort peu suivant
l'alimentation, chez les herbivores, les carnivores;
tandis que les globules, désignés aussi par les chimistes sous le nom de *matière grasse du chyle* (1), sont

---

(1) En général, en chimie, il faut se méfier de ces mots *graisse,
substances grasses, matières grasses,* etc... qui servent à désigner des corps animaux ou végétaux mal définis. Ce sont autant
d'inconnues. Pour comprendre jusqu'où la confusion peut aller, il
faut lire la discussion qui eut lieu il y a trois ans à l'Académie des
Sciences au sujet de la formation de la graisse dans les animaux.
Deux célèbres chimistes soutenaient que la graisse existait toute
formée dans la nourriture des animaux et qu'elle se déposait simplement dans leurs tissus. Ils pensaient, par exemple, que la
graisse du cheval existe dans le foin avec lequel on le nourrit. La
preuve la meilleure apportée à l'appui était, qu'en traitant le foin
par l'éther, on en retire certaines *substances grasses.* Cette théorie est tombée sous les plaisanteries de M. Thénard.

Il paraît cependant prouvé par les recherches de M. Bouchardat,
que les graisses passent en substance dans le chyle, ou que du
moins sous leur influence, le chyle est plus abondant. Les globules

en plus petit nombre chez les herbivores et chez les animaux nourris de matières végétales.

On m'objectera peut-être que si le chyle des substances végétales est moins riche en globules que celui des substances animales, c'est que les premières sont essentiellement composées de sucre, de gomme et de fécule; or, il serait démontré que le sucre et la fécule se transforment dans l'estomac en acide lactique soluble qui est absorbé par les veines. (Sandras et Bouchardat, *Académie des Sciences*, 30 *Janvier* 1843). Je répondrai en premier lieu, que MM. Sandras et Bouchardat prétendent également que sous l'influence de l'acide hydro-chlorique très-étendu, les matières azotées, fibrine, caséum, albumine, gluten, etc., se dissolvent (1), et pénètrent dans le sang par les veines; dès-lors les globules devraient être aussi peu abondants dans un cas que dans l'autre. Je répondrai en second lieu, que les expériences de ces Messieurs, répétées devant une Commission de l'Académie des Sciences, ne donnèrent pas des *résultats aussi nets qu'on aurait pu le désirer,* et chacun sait que les rapporteurs emploient des paroles aussi polies que possible. J'ai fait à ce sujet peu d'expériences. En voici une cependant qui, à cause de sa simplicité, pourra facilement être répétée.

---

graisseux se mélangent-ils avec le chyle comme des corps étrangers, ou se transforment-ils en globules de chyle?

(1) C'est inexact. Sous l'influence de l'acide hydro-chlorique étendu, les substances azotées se gonflent, et deviennent transparentes, mais ne se dissolvent pas : le plus grand nombre du moins.

Faites manger à un lapin autant de mie de pain qu'il en voudra; faites manger à un autre lapin des feuilles de laitue; ouvrez-leur le ventre, quelques instants après ces repas, et vous verrez les chylifères charriant dans les deux cas un chyle abondant, différant un peu par la couleur. Evidemment, si la fécule et le gluten fussent passés par les veines, dans le premier cas du moins, les vaisseaux chylifères eussent été à peu près vides.

Toutes ces questions sont excessivement complexes. Les choses ne se passent pas dans l'estomac comme dans la cornue, ni dans les chylifères et les veines comme dans la spirale de l'alambic. Le plus souvent, nous ne pouvons considérer que des résultats : les procédés nous échappent.

On ne peut que louer M. Bouchardat des recherches qu'il a entreprises sur la digestion; évidemment, il a un des premiers tracé la route qu'il faut suivre. Par exemple, ses expériences sur la digestion des boissons alcooliques m'ont paru bien conçues et dignes du plus grand intérêt. Mais ne nous pressons pas d'expliquer les phénomènes digestifs en général, parce que nous saurons plus ou moins bien ce que devient le sucre et la fécule dans l'estomac. Accumulons les expériences et ne faisons pas comme Sylvius de Leboë, et les médecins de son temps qui expliquaient la physiologie, la pathogénie, la pathologie par les acides et les alcalis, parce que les chimistes venaient de constater ces deux états des corps.

ART. III.

De l'influence du régime végétal sur le sang.

A toutes les époques de la médecine, l'on s'est occupé plus ou moins de l'étude des humeurs, et en
particulier de celle du sang. Hippocrate, cinq cents
ans avant l'ère chrétienne, recommande déjà dans
ses écrits d'observer les altérations des solides, des liquides et de la force qui produit et entretient la vie.
Cette base si admirable et si simple de l'observation
médicale, ne pouvait longtemps supporter l'édifice. Il
était en effet facile d'étudier les altérations des solides,
du moins les plus grossières, et c'est par là que la
science a commencé. Mais comment étudier celles des
liquides dont on ne connaissait pas l'état physiologique?
L'instrument, l'organe manquait. Pour voir dans le
sang, dans l'urine, dans la bile, etc., autre chose que
des changements de couleur, d'odeur, de densité, il
fallait que les sciences chimiques vinssent au secours
de l'observateur, et la chimie a longtemps fait défaut.
Quant à l'étude de cette puissance qui produit et entretient la vie, elle ne pouvait que procéder par
hypothèses, puisque l'on ne connaissait pas les deux
forces dont elle est la résultante.

Cependant, telle est l'importance du précepte hippo-
cratique, que l'étude des humeurs n'a jamais été absolument négligée, et que toujours on leur a fait jouer
un rôle plus ou moins important dans la pathogénie.

Mais on conçoit quelles grossières erreurs ces études devaient accréditer dans la science ; car non-seulement on observait mal, mais ce qui était autrement déplorable, on se hâtait de systématiser aussitôt que l'on croyait posséder une donnée nouvelle. Hérophile, Gallien, Paracelse et ses nombreux disciples, Sylvius de Leboë, Willis, et à la fin du siècle dernier, Baumes de Montpellier, s'appuyant chacun sur quelques idées chimiques de leur époque, ont élevé des systèmes qui sont successivement tombés sous les coups des solidistes et des vitalistes. Paracelse renverse l'humorisme de Galien ; Sylvius de Leboë ni ses élèves ne peuvent soutenir son système contre les efforts de Robert Boyle, de Thomas Sydenham, et surtout du vitaliste Sthalh, qui fait accepter ses idées par le plus grand nombre des médecins, et Baumes tombe sous le ridicule sans même avoir été combattu.

Lorsque Lavoisier eut créé la chimie moderne, lorsque Cullen, Brown et Pinel eurent porté les derniers coups à l'humorisme, il semblait à jamais anéanti. Les hypothèses ridicules sur lesquelles il s'était appuyé, ses doctrines bizarres, ses travaux dont la chimie montrait la fausseté, ses livres devenus à peu près inintelligibles, la gloire de ses adversaires, la tendance des esprits, tout semblait réuni pour l'empêcher de se relever. Mais la vérité qu'avaient entrevue Gallien, Paracelse, Sylvius de Leboë, apparut de nouveau aux yeux de notre immortel Bichat. A cette époque de réaction, ce fut en vain qu'il prit la défense de l'humorisme ; ce fut en vain qu'il dit que dans une foule

de cas, tout devait se rapporter aux vices des humeurs;
ce fut en vain qu'il prétendit qu'une théorie exclusive
de solidisme ou d'humorisme était un contre-sens pathologique : on ne l'écouta pas. Cependant les paroles
de Bichat ne furent pas perdues. Bientôt on comprit
de nouveau l'importance et la vérité du précepte d'Hippocrate ; on se mit à l'œuvre, et, malgré l'immense
génie de Broussais, les idées humorales dans ces vingt
dernières années, ont repris cours dans la science, et
dans ces derniers temps, l'étude des liquides s'est éclai-
rée d'une lumière inattendue.

Parmi les humeurs, le sang est sans contredit celle
qui joue le principal rôle dans l'économie. Les excrétions et les sécrétions ne sont que les résultats de ses
rapports avec les solides. Le sang est la matrice de
toutes les humeurs et de tous les solides, c'est de la
chair coulante suivant l'expression d'un illustre pathologiste ; aussi, son étude doit-elle être féconde en faits
curieux, utiles et pratiques. Les micrographes et les
chimistes d'un côté, les physiologistes et les médecins
d'un autre, ont dans ces dernières années donné une
grande extension à l'étude du fluide sanguin. Les premiers ont vu les corps qui y sont en suspension, soit
normalement soit accidentellement, en ont déterminé
la forme, les dimensions et ont isolé le plus grand nombre des parties constituantes par des procédés plus ou
moins compliqués ; les seconds, ont appliqué ces données à la physiologie et à la pathologie. Une nouvelle
science a été créée, et M. Andral, qui peut en être
considéré comme le fondateur, en a jeté les bases iné-

branlables. Ce savant a posé la plupart des principes qui régissent la fibrine, l'albumine et les globules dans plusieurs états pathologiques ; il a donné l'explication des différences que présente le caillot dans son volume, sa forme, sa consistance ; en un mot, il a créé *l'héma-talogie pathologique,* et l'a enrichie de ses observations.

Le sang peut être considéré comme un liquide in-colore tenant en suspension des globules colorés : c'est ainsi que nous le montre l'inspection microscopique. Ce liquide incolore a une composition très-compliquée ; il renferme de l'eau, de l'albumine, de la fibrine, de la séroline, des savons, des matières grasses et phos-phorées, du chlorure de sodium, des phosphates, des carbonates, des sulfates, et probablement une foule d'autres substances que les chimistes ne sont parvenus ni à isoler, ni à caractériser.

Si l'on place une goutte de sang entre deux verres, si on l'examine au microscope, on voit très-facilement les globules colorés. Ces globules sont sphériques, et paraissent déprimés à leur centre. Je dis qu'ils parais-sent déprimés pour exprimer la sensation que fait éprouver le microscope, car il est plus probable qu'ils renferment un corps solide qui leur donne cette ap-parence. Leur diamètre est de $\frac{1}{125}$ de millimètre. Les chimistes ne sont pas encore fixés sur les corps qui les composent. Renferment-ils de la fibrine ou de l'al-bumine ? C'est ce que l'on ignore. Ce qui est certain, c'est qu'ils renferment du fer, et la quantité de ce mé-tal est toujours en rapport avec celle des globules.

A côté des globules colorés, on découvre bientôt d'autres globules qui paraissent quatre fois plus petits, et qui sont incolores. Ces globules sont évidemment les globules de la fibrine ; car si on examine la couenne liquide avant qu'elle ne se soit solidifiée, on la trouve composée de globules semblables qui se réunissent pour former des fibres.

L'albumine est dissoute, puisque la température du sang est toujours inférieure à celle qui est nécessaire pour la solidifier. Il en est de même des autres corps que renferme le serum.

Dans l'état physiologique, ces diverses substances varient peu dans leurs proportions. Elles peuvent s'élever ou s'abaisser, osciller ainsi autour de leur moyenne sans qu'aucun symptôme ne traduise cette différence à l'extérieur, pourvu, toutefois, que ces variations ne soient pas considérables.

Les moyennes physiologiques paraissent être les suivantes :

Fibrine.	2,8	
Albumine	72,0	
Globules.	125,0	pour 1000.
Matériaux inorganiques du serum. . , ...	8,0	
Eau	792,2	

Dans cette analyse, la séroline, la cholestérine et les matières grasses sont dosées avec l'albumine. On peut facilement isoler la séroline et la cholestérine ; quant à ce que l'on appelle les matières grasses, on peut les isoler également, mais leur composition est encore si peu connue, qu'il n'y aurait aucune utilité de le faire.

Le procédé que j'emploie pour analyser le sang est le suivant : je tire de la veine 60 ou 80 grammes de sang. Je le reçois dans une fiole dont l'ouverture soit assez large, et je le bats immédiatement jusqu'à ce que la fibrine se soit toute accolée au balai. Je laisse reposer quelques heures : les globules vont à la partie inférieure, et le serum surnage. Avec une pipette, je retire une quantité déterminée de ce serum.

Il faut alors peser :

1.º Tout le sang ;
2.º Le serum retiré avec la pipette ;
3.º Les matériaux solides de ce serum que l'on a desséché ;
4.º La fibrine sèche ;
5.º Les globules que l'on a fait sécher, et qui renferment par conséquent une portion de l'albumine.

Si j'appelle S le poids du sang employé,

s le serum décanté,
A les matériaux solides de ce serum,
F la fébrine sèche,
C les globules ou le caillot sec,

il sera facile de déterminer :

ε l'eau distillée ;
α l'albumine et les matériaux inorganiques ;
γ les globules.

4

Les trois formules suivantes remplissent ce but.

$$\varepsilon = S - (A + F + C).$$

$$\alpha = \frac{A\,\varepsilon}{s\text{-}A}$$

$$\gamma = C - (\alpha - A).$$

Il suffit ensuite d'établir le rapport entre ε, α, γ et 1000.

Ce procédé est excessivement simple, très-expéditif, et convient surtout quand on est obligé de transporter le sang.

Pour obtenir les matériaux inorganiques, il faut calciner l'albumine ou la traiter par l'eau bouillante. Si on suit ce dernier procédé, on peut ensuite retirer la séroline et la cholestérine. Pour cela, après avoir épuisé l'albumine par l'eau bouillante, on la traite par l'alcool bouillant, on décante et on laisse refroidir. La séroline se dépose la première, et la cholestérine ne tarde pas elle-même à se précipiter.

Si alors on fait évaporer l'alcool jusqu'en consistance sirupeuse, et si on traite ce résidu par l'éther, on obtient les matières grasses.

Telle est l'apparence microscopique et la composition anatomique et chimique du sang. Je me suis borné dans ce court résumé à mettre sous les yeux du lecteur les connaissances nécessaires à l'intelligence du sujet que je vais traiter, aimant mieux le renvoyer aux ouvrages spéciaux de microscopie et de chimie.

La science hématalogique était peu avancée, lorsqu'en 1840, MM. Andral et Gavarret firent paraître

leurs recherches sur les modifications de proportion
de quelques principes du sang (fibrine, globules, matériaux solides du serum et eau) dans les maladies.
Ces remarquables travaux précisèrent les idées sur une
foule de points des maladies du sang que l'on ne faisait
que soupçonner. Les mots anémine et hyperémie, pauvreté et richesse du sang, etc., étaient des expressions
excessivement vagues; on croyait que la fibrine était
augmentée dans la pléthore et diminuée dans l'anémie;
la couenne que l'on observe sur le sang des chlorotiques, était rapportée à une inflammation, etc., etc.
MM. Andral et Gavarret ont éclairci toutes ces questions avec beaucoup de sagacité, et ont refuté victo-
rieusement quelques personnes qui essayèrent d'attaquer leurs expériences comme inexactes ou imparfaites.

Ces savants ont établi les lois générales suivantes
basées sur 360 expériences :

1.° La fibrine peut varier entre 0,9 et 10,50 pour
mille. Dans les fièvres typhoïdes, le scorbut, les hémorrhagies excessives, la fibrine diminue; elle augmente au contraire sous l'influence de l'inflammation,
et peut atteindre 10,50. La fibrine ne varie pas dans
la pléthore. La couenne qui se forme sur le caillot indique que la fibrine est en excès absolument ou relativement. Lorsque les globules sont à l'état normal, la
couenne indique une inflammation; lorsque les globules sont diminués, la couenne indique cette diminution, existe à cause de cette diminution, mais n'im-
plique pas un état inflammatoire. Chez les chloroti-

ques, comme chez les herbivores, le sang peut se recouvrir d'une couenne, parce que la diminution de la fibrine ne suit pas celle des globules;

2.º Les globules peuvent varier entre 21,00 et 185 pour mille. Les hémorrhagies, la diète, la chlorose font diminuer les globules. On doit entendre par sang pauvre, par anémie, la diminution des globules.

Les globules atteignent leur plus haut degré dans la pléthore;

3.º Dans certaines maladies, l'albumine diminue, par exemple dans l'albuminerie;

4.º Il est très-rare que la fibrine, les globules et l'albumine varient simultanément. Si cependant une influence nouvelle vient à agir sur l'économie, le sang la ressent aussitôt. Dans le chlorose, par exemple, les globules sont très-diminués, et la fibrine est à l'état normal; mais si une inflammation se déclare, le chiffre de la fibrine s'élève.

J'ai pensé utile de rappeler ici les faits principaux signalés par MM. Andral et Gavarret; mais pour avoir plus de détails sur les diverses questions d'hématologie, il est indispensable de consulter les ouvrages de MM. Le Canu, Dumas, Mandl, Andral et Gavarret (*Ann. de Chimie et de physique,* tom. LXXV, nov. 1840); (*Réponse aux principales objections dirigées contre les procédés suivis dans les analyses du sang, et contre l'exactitude de leurs résultats* 1842). Andral, Gavarret et Delafond (*Ann. de Chimie et de physique,* 3ᵉ série, tom. V), et surtout l'*Essai d'Hématologie pathologique* de M. Andral. (Paris, 1843).

Le sang vit, c'est-à-dire, est doué d'une force mystérieuse qui l'empêche d'obéir aux lois physiques. Quand il est privé de cette puissance, sa composition anatomique change complètement, et il devient impropre à ses usages fonctionnels. Cette puissance, probablement à jamais mystérieuse, résulte de ses rapports avec le système nerveux. C'est sous son influence qu'il conserve sa fluidité qui n'est jamais troublée, si ce n'est dans quelques cas exceptionnels, et qu'il va porter à tous les organes les matériaux nécessaires à leurs fonctions et à leur existence. C'est en vain que l'on établirait sur un cadavre une respiration et une circulation artificielle, la coagulation arrêterait bientôt l'expérience; et ni les conditions de mouvement, de température, de privation d'air ne pourraient entretenir sa fluidité. Pour obtenir ce résultat, il faut le mélanger avec des corps étrangers qui en altèrent la composition.

Le sang reçoit donc sa vie, sa puissance fonctionnelle, des nerfs : lorsqu'il en est privé, il meurt. De son côté, il est l'excitant du système nerveux qui meurt également quand il ne reçoit plus son influence. La mort est instantanée sous l'influence de la section de la moelle allongée ou des ruptures du cœur.

Ces deux grands appareils sont donc réunis par les rapports les plus immédiats, puisqu'ils ne peuvent exister isolés un seul instant, et même que l'on ne

peut supposer leur indépendance fonctionnelle. La nature a établi entre eux des rapports matériels infinis ;
les rameaux du grand–sympathique couvrent de mille
réseaux chaque tube artériel ; ils les accompagnent
jusqu'aux régions du corps les plus éloignées, et là
où le scalpel ne peut plus les démontrer, la physiologie
et l'expérimentation nous obligent à admettre leur
présence. Ces deux appareils se décomposent ensemble en descendant l'échelle animale, et, dans les êtres
inférieurs où l'on ne peut plus voir de nerfs, il faut
nécessairement les supposer. On n'a pas encore vu
positivement de nerfs dans les plantes ; il est de toute
évidence qu'ils doivent y exister, à moins que l'on ne
donne à la sève, qui est l'analogue du sang, la propriété intrinsèque de sécréter ici du sucre et du mu-
cilage, et là, des résines et du poison.

En ne parlant que des animaux supérieurs et de
l'homme en particulier, il est démontré que les nerfs
et le sang sont liés par les rapports les plus intimes,
et que la destruction de l'un de ces systèmes suit immédiatement celle de l'autre. Ces deux systèmes réunis
sont la trame, le support, la cause première de l'organisation fonctionnelle. Leurs altérations, même les
plus légères, se manifestent par des troubles dans le
reste de l'organisme, et cela ne paraît pas étonnant
puisqu'ils en sont le fondement.

Pour que ces deux grands systèmes fonctionnent
simultanément d'une manière régulière, il est nécessaire qu'ils soient dans leurs conditions normales ; car
si l'un des deux est altéré, l'autre n'étant plus in-

fluencé convenablement, le manifeste par des troubles
en rapport avec les altérations. La section des pneu-
mogastriques empêche le sang noir de se convertir en
sang rouge, et la mort arrive par asphyxie. Les com-
pressions du cerveau ralentissent le mouvement du
cœur. La destruction de la moëlle épinière détermine
dans les parties paralysées des stases sanguines qui
peuvent se terminer par la gangrène. La destruction
de la moëlle allongée, tue subitement en suspendant le
cours du sang. D'un autre côté, les maladies du sang
troublent toujours le système nerveux. Le pléthore
émousse la susceptibilité nerveuse, l'anémie l'exalte ;
c'est ce que tous les observateurs ont vu, c'est ce qui
a fait dire à Hippocrate : le sang est le modérateur des
nerfs.

Les rapports réciproques des nerfs sur le sang et du
sang sur les nerfs, ne pouvaient être rigoureusement
appréciés, ni même être indiqués, lorsque l'on ne connaissait, ni la composition normale du sang, ni ses altérations. Les lésions du sang se manifestent souvent
par des symptômes nerveux ; il en est résulté que l'on
a étudié et classé des maladies nerveuses essentielles,
tandis que l'on n'avait affaire qu'à des symptômes.

La force nerveuse étant le résultat de l'action réciproque des nerfs sur le sang et du sang sur les nerfs,
pour élucider les maladies nerveuses, il est donc indispensable d'étudier le sang et les nerfs. Certainement
nous ne connaissons qu'une partie du problème ; nous
ne connaissons, que par ses effets, cette inconnue, qui
rentre dans tout problème physiologique et patholo-

gique, qu'on appelle *influx nerveux*. Cependant l'influence de cet agent inconnu, diminue de plus en plus dans l'explication que la science donne des phénomènes normaux ou anormaux de la vie. Il n'y a pas longtemps que les névroses étaient les maladies les plus communes. On rejetait parmi elles tout ce qui était inexplicable. Voyez ce qui avait lieu pour les fonctions respiratoires ? Les dyspnées étaient pour la plupart considérées comme essentielles, tandis que l'anatomie pathologique a prouvé jusqu'à l'évidence que les maladies du cœur, des gros vaisseaux, des poumons, des plèvres, des bronches, etc., sont la cause de ces symptômes ; et maintenant, on remarque avec intérêt une observation, où, un accès d'asthme n'est pas expliqué par la nécropsie. Si je passais en revue les autres organes, nous verrions également diminuer leurs névroses avec les progrès de l'anatomie pathologique. L'étude des solides a produit ce résultat. Celle des liquides va poursuivre cette œuvre, et je ne sais vraiment pas ce qu'il restera, dans un temps plus ou moins éloigné, des maladies nerveuses essentielles.

Le chyle des herbivores et des carnivores, celui des animaux de la même espèce que l'on soumet à un régime exclusivement végétal ou animal, nous ont présenté des différences qui nous indiquent à priori que nous en trouverons d'analogues dans le sang des animaux en général et de l'homme en particulier. Le sang renferme en effet des sels, de l'eau, de l'albumine, de la fibrine et des globules. Les seules différences que l'on puisse signaler, c'est que la fibrine du sang est

plus tenace, plus élastique, et que les globules, plus
gros et sphériques, ont une enveloppe rouge qui les
caractérise.

Comme nous l'avons dit, le sang est donc du chyle
perfectionné.

Si nous comparons le sang de l'homme à celui des
autres animaux sous le point de vue de sa composition,
nous voyons qu'il tient le milieu entre celui des herbivores et celui des carnivores. La fibrine des herbivores peut être représentée par 5, et celle des carnivores par 1,6 ; les globules des premiers descendent
jusqu'à 75, et quelquefois à un chiffre inférieur sans
sortir de l'état normal, et ceux des seconds, s'élèvent
jusqu'à 180 ; les matériaux solides du serum des herbivores, peuvent s'élever jusqu'à 97, et ceux des carnivores, descendre jusqu'à 60. (Voyez les recherches
sur la composition du sang de quelques animaux domestiques, par MM. Andral, Gavarret et Delafond).

Voici quelles sont à peu près les moyennes :

	Globules.	Fibrine.	Matériaux solides du serum.	
HERBIVORES	95	3,5	90	pour 1000.
HOMMES	125	2,0	88	
CARNIVORES........	148	2,	75	

Le fer étant toujours proportionnel aux globules,
les carnassiers sont les animaux qui en renferment le
plus, et les herbivores le moins.

De même que son système dentaire et son tube digestif, le sang de l'homme prouve donc que son alimentation doit être végétale et animale.

Ce simple exposé démontre déjà que chez les mammifères, les globules sont d'autant plus élevés, que l'animal se nourrit plus exclusivement de matière animale. Si maintenant nous recherchons ce qu'ils deviennent chez les carnivores dont on change l'alimentation, nous les voyons suivre une progression décroissante à mesure qu'on soustrait l'aliment animalisé. Un chien nourri avec de la viande, a 150 ou 170 en globules; si, à la viande, vous faites succéder des pommes de terre, du sucre ou de la gomme, ils tombent rapidement à un chiffre très-inférieur.

J'ai observé des phénomènes analogues chez les oiseaux. Une oie, nourrie avec des pommes de terre, avait en globules 120 ; une autre engraissée avec du maïs (matière azotée), en avait 162.

Il n'en est pas de même pour la fibrine. D'abord, nous la voyons plus élevée chez les herbivores que chez les carnivores ; ensuite, si on essaie de la faire varier par l'alimentation, on ne peut y réussir. Chez les chiens nourris de matière non azotée, lorsque les globules sont tombés à un chiffre très-inférieur, la fibrine est toujours invariable : elle diminue seulement quand la vie est sur le point de s'éteindre par suite d'une alimentation insuffisante.

Chez les oies dont j'ai analysé le sang, la fibrine fut dans les deux cas représentée par le même chiffre 1.

La fibrine ne résiste pas seulement à l'alimentation. M. Andral a parfaitement prouvé que les saignées ne la font pas varier, et, que dans les inflammations, sa progression ascendante suit sa marche, malgré ce moyen. Pour que les hémorrhagies agissent sur elle, il faut qu'elles soient très-abondantes et de longue durée : dans ce cas, on observe une diminution de ce principe.

Les matériaux solides du serum varient peu et dans l'échelle animale et sous l'influence d'une alimentation différente.

En définitive, ce sont donc les globules qui caractérisent plus particulièrement le sang des animaux et où l'on observe les plus grandes variations soit organiques, soit acquises. Ces variations ne portent pas seulement sur leur nombre, elles portent également sur leur forme ; mais cette variation de forme ne s'observe que chez des individus de classes différentes. Ainsi, les globules de l'homme sont sphériques ; ceux des oiseaux sont elliptiques ou ovoïdes ; ceux des grenouilles sont très-gros et paraissent comprimés.

Dans l'état actuel de la science, on peut donc établir les propositions suivantes :

1.º L'homme par la composition de son sang occupe une place intermédiaire entre les carnivores et les herbivores.

2.º La fibrine n'est pas influencée par l'alimentation, mais seulement par l'organisation première des animaux.

3.º Les matériaux solides du serum subissent peu de changements.

4.º Le fer étant proportionnel aux globules, il suit que les carnivores en contiennent plus que les herbivores et que chez l'homme, le polyglobulique en renferme plus que l'aglobulique.

5.º Les globules sont l'élément essentiellement variable du sang des animaux.

6.º Les carnivores en renferment plus que les herbivores ; dans la même espèce, l'animal qui mange le plus de substance azotée, en renferme le plus ; un chien nourri de substances différentes devient d'autant plus aglobulique, qu'il mange moins de viande.

Tels sont les importants résultats que fournit à notre sujet la physiologie comparée. On trouvera de plus grands éclaircissements dans le mémoire de MM. Andral et Delafond.

Pour démontrer chez l'homme que les globules sont proportionnels à l'alimentation animale, c'est-à-dire qu'ils augmentent et diminuent avec elle, il faut, après avoir analysé le sang d'individus soumis à un régime animalisé, les soumettre à un régime végétal et l'analyser de nouveau. La contre-épreuve est également indispensable ; c'est-à-dire qu'il faut analyser le sang d'individus soumis à un régime végétal, les nourrir ensuite avec de la viande et procéder à une nouvelle analyse.

M. X***, âgé de 58 ans, officier retraité depuis huit ans, me consulte pour un pissement de sang. M. X***, est très-gros, très-rouge, fait peu d'exercice, mange beaucoup de viande qu'il accompagne d'amples libations.

Il rend souvent des graviers depuis un an, et il leur rapporte avec juste raison son hémorrhagie ; du reste, il ne souffre nullement et tous ses organes sont à l'état normal. Je lui conseille un régime végétal (1) ; seulement le cas me paraissant léger, je l'engage à manger quelques poissons de rivière.

Une saignée pratiquée ce jour-là, donne pour résultat :

Fibrine, 2,50. — Albumine et sels, 94. — Globules, 148.

Le régime fut sévèrement suivi pendant deux mois, malgré les crampes d'estomac et le desir des aliments animalisés et du vin. A cette époque, une nouvelle saignée donne pour résultat :

Fibrine, 2,70. — Albumine et sels, 90. — Globules, 128,30.

Sous l'influence du régime végétal, les globules diminuent de 19 ; car après deux mois, il ne faut plus parler de l'influence de la première saignée, qui du reste, avait été très-légère.

M. X***, âgé de dix-huit ans, est affecté .d'un prurigo général qui a résisté à plusieurs traitements bien dirigés. Ce jeune homme est vigoureux, sa peau est vasculaire, son alimentation est depuis longtemps très-animalisée. Je conseille le régime végétal.

---

(1) Les racines, les fruits pulpeux, les pommes de terre, etc... Je supprime le vin, mais je permets le café. Le café diminue les globules. Les alcalis sont un adjuvant puissant du régime végétal.

Une saignée pratiquée au début du traitement,
donne pour résultat :

Fibrine 3,20 ; Albumine et sels 75,50—Globules 125.

M. X*** suivit ce régime pendant un mois ; mais je
dois dire qu'il se préserva pendant tout ce temps des
rayons solaires, qu'il fit usage de bains vinaigrés et
qu'il prit chaque jour $\frac{1}{10}$ de grain d'A. arsénieux.

Après un mois de ce régime, le prurigo fut guéri,
et le sang examiné de nouveau, présenta les variations
suivantes :

Fibrine 3 ; Albumine et sels 76,85—Globules 103,10.

Madame X***, âgée de 43 ans, est subitement frappée d'une hémiplégie faciale légère. Je conseille le régime végétal. Au début du traitement, le sang renferme 132,55 en globules ; après un mois, ils tombent
à 117,40.

Je pense inutile de multiplier les observations de
ce genre : la diminution des globules, sous l'influence
d'une alimentation végétale, est un fait constant. Au
reste, pour le constater, les analyses ne sont pas indispensables, au point où en est rendue la science ; les
signes de la diminution des globules sont trop évidents
pour ne pas les constater à la simple inspection extérieure. Qu'arrive-t-il à un pléthorique que l'on soumet à la diète végétale ? Ne voit-on pas diminuer la
coloration de sa face, diminuer son embonpoint, disparaître ses troubles encéphaliques ? Ce sont des faits
connus depuis les temps les plus anciens, mais mal

déterminés. Ambroise Paré dit dans plusieurs endroits
de ses ouvrages, que les viandes engendrent un sang
épais et lourd ; il en parle comme d'un fait vulgaire.
De tous temps, on a mis en cause la pauvreté et la richesse du sang ; seulement, on ignorait sur quels élé-
ments portaient les variations. Depuis que l'analyse de
ce fluide est devenue exacte et facile, nous savons
quelles sont les parties qui se trouvent en plus ou en
moins ; nous sommes sortis du vague : nous avons précisé
(Andral et Gavarret). Nous savons que la richesse du
sang dans la pléthore, tient exclusivement à l'augmentation des globules (polyglobulie) ; que sa pauvreté
dans la chlorose, tient à leur diminution (aglobulie) ;
que la fibrine est spécialement augmentée dans l'inflammation (polyfibrimie) et diminuée dans les fièvres
de mauvaise nature, le scorbut (afibrinie), etc....
Ces connaissances exactes sont de la plus grande utilité au thérapeutiste.

Il faut maintenant prouver que l'alimentation animale augmente les globules. Mais qu'on ne s'imagine
pas qu'il soit facile de les augmenter, comme de les
abaisser. On peut *toujours* les abaisser par la diète
végétale, les saignées, les purgatifs, etc...; il n'est
pas toujours facile de les augmenter par une alimentation azotée.

Distinguons les cas.

Lorsque les globules sont diminués *accidentellement*,
par une maladie, par une hémorrhagie, par le régime
végétal..., les substances animales les réparent facilement.

Lorsqu'un homme bien portant animalise davantage son alimentation, ses globules augmentent.

Lorsque les globules sont diminués accidentellement et depuis longtemps, les globules se réparent d'autant plus difficilement qu'il y a plus longtemps qu'ils sont diminués.

Lorsque la diminution des globules est symptômatique d'une lésion organique incurable, l'alimentation animale peut les relever faiblement, mais n'y réussit jamais complètement.

Lorsque la diminution des globules a été produite par des causes longtemps prolongées, leur réparation est d'autant plus difficile que ces causes ont agi plus longtemps.

Le 1.ᵉʳ Juin 1842, je suis consulté pour Mᵐᵉ X***, âgée de 35, malade depuis dix ans. Ses parents, très-avancés en âge, se portent bien; il n'y a pas dans sa famille de maladies héréditaires.

Jusqu'à 25 ans, la santé a été fort bonne, sauf les maladies habituelles de l'enfance. A cette époque, il se manifesta des douleurs d'estomac que l'on attribua à une gastrite : on pratiqua plusieurs saignées, on mit des sangsues, etc., et l'on conseilla la diète végétale. Six mois après ce régime, il se manifesta une toux sèche, fréquente, et l'on crut à l'invasion de la phthisie. Le traitement fut dirigé en conséquence : frictions irritantes sur le thorax, vésicatoires volants, etc.

Après un an, il se manifeste des palpitations de cœur et des névralgies variées : hémicranies et migraines fréquentes. On emploie encore une foule de médications dont les émissions sanguines sont la base.

Mme X... arrive ainsi jusqu'à l'âge de 35 ans, essayant tour-à-tour tous les remèdes de la pharmacie, sans obtenir aucun résultat durable.

Voici ce qu'elle me présente le 1.er Juin 1842. Le tube intestinal paraît sain, sauf des gastralgies, de l'horreur pour la viande et de la constipation. La nourriture habituelle est du pain, de la salade de laitue, des bouillons maigres et du lait : ce régime, à quelques variantes près, dure depuis dix ans.

Les organes respiratoires sont sains.

Le cœur offre quelques palpitations légères, et la carotide droite souffle un peu. Il y a de l'essoufflement en montant un escalier.

Il y a parfois des éblouissements et des bourdonnements d'oreille.

Les hémicranies sont fréquentes et violentes. C'est un des symptômes qui tourmente le plus la malade.

Les centres encéphalo-rachidiens sont à l'état normal.

La malade est maigre et pâle. Sa figure indique une personne souffrante depuis longtemps, et découragée.

Les règles sont régulières, mais douloureuses et de faible quantité.

La malade refuse tous les remèdes. Cependant, sur

mes instances réitérées, elle prendra de la tisane amère et s'efforcera de manger de la viande.

Analyse du sang le 1.er Juin 1842.

Fibrine 2,55 ; Albumine et sels 78,45 — Globules 72,75.

Le 3 Juillet 1842, Mme X*** n'a obtenu aucun résultat avantageux. La viande la dégoûte toujours ; elle se fait violence pour prendre chaque jour un peu de volaille.

Le 28 Juillet, il y a un peu d'amélioration dans l'état de l'estomac, mais la faiblesse générale paraît plus considérable. La malade s'efforce toujours de manger de la viande ; elle a pris deux fois du gigot de mouton dont elle n'avait pas mangé depuis dix ans.

Jusqu'à la fin de l'année, il ne se passa rien de remarquable ; le mieux était peu manifeste. Il y eut deux hémorrhagies anales qui affaiblirent un peu.

Le 8 Février 1843, la malade va mieux. Ses gastralgies et ses hémicranies sont plus légères, mais la maigreur, la pâleur et la faiblesse n'ont pas diminué. Le sang à cette époque présente les résultats suivants :

Fibrine 2,80 ; Albumine et sels 84. — Globules 93,50.

La malade reprend courage. Elle mange chaque jour, *mais toujours avec répugnance*, du bœuf ou du mouton ; de plus, elle consent à boire après le dîner un verre de Bordeaux sans eau.

Elle passe deux mois à Bagnères de Bigorre et s'en trouve bien.

Le 7 Août 1843, le mieux est très-prononcé : les
gastralgies sont rares et les hémicranies ont disparu.
La viande inspire toujours du dégoût; les forces musculaires reviennent très-lentement. Je perds la malade
de vue.

Le 11 Juin 1844, Mme X*** se porte bien, ses douleurs ont disparu totalement, son visage s'est légèrement coloré, la viande n'inspire plus de dégoût, les
forces reviennent, etc. Cependant, la maigreur est
toujours considérable. Mme X*** étant affectée d'une
angine accidentelle, je lui pratique une légère saignée,
qui me fournit l'occasion d'analyser son sang.

Fibrine 4,05; Albumine et sels 81,00—Globules 119,50.

Cette observation me paraît remarquable sous plusieurs points de vue : 1.° elle montre la diminution
considérable des globules sous l'influence de la diète
végétale; 2.° elle prouve que le régime animalisé a seul
suffi pour remonter les globules de 72,75 à 119; 3.°
remarquons le temps qui s'est écoulé pour arriver à
ce résultat, temps qui en général est proportionnel à
celui pendant lequel les causes débilitantes ont agi
pour produire l'aglobulie; 4.° elle prouve combien les
symptômes aglobuliques embarrassaient les médecins
il y a environ quinze ans. Ainsi, cette jeune dame eut
successivement *une gastrite*, une phtisie, une maladie
du cœur ; 5.° elle fait voir une victime de la méthode
dite *physologique* dont un des premiers vices était de
confondre les gastralgies et les gastrites.

Marie Fav..., âgée de 18 ans, mariée depuis deux mois, est malade depuis un an. Cette jeune femme qui habite la campagne est habituée à des travaux pénibles, mais elle a dû les suspendre à cause de· sa faiblesse. Ses parents jouissent d'une certaine aisance, mais leur avarice est telle qu'avant son mariage, ils la privaient de nourriture, ou bien ne lui donnaient que des pommes de terre et du pain. Cette femme est évidemment chlorotique : la couleur de la peau, la faiblesse musculaire, les souffles cardiaques et carotidiens, le murmure continu des jugulaires, l'absence des règles, etc., le démontrent au premier examen.

Le 2 Mars 1845, j'analyse son sang :

Fibrine 2,05 ; Albumine et sels 80,10 — Globules 51,30.

Cette diminution des globules confirme pleinement mon diagnostic. Je lui conseille un régime animalisé, sans les auxiliaires que j'emploie habituellement, c'est-à-dire les ferrugineux, les décoctions amères, les frictions alcooliques, etc.

Dans les premiers jours de Juillet, je revois Marie qui est parfaitement guérie. La tristesse, la faiblesse musculaire, les bruits du système sanguin ont disparu, tandis que les règles et les couleurs du visage sont revenues à l'état normal. A cette époque, environ trois mois après son nouveau régime, les globules sont remontés à 115,30. L'usage des ferrugineux et la continuation du régime achevèrent la guérison, qui sans doute s'est maintenue, car je n'ai pas revu cette femme.

Il me serait facile d'apporter un grand nombre
d'observations à l'appui de ce fait, que le régime animalisé augmente les globules du sang. Je me borne aux
deux observations précédentes, parce que dans le cours
de ce travail, on en trouvera plusieurs qui viennent les
confirmer. D'ailleurs, j'aurais cru abuser des moments
du lecteur, de les multiplier, pour prouver un résultat
qui se présente à son observation de tous les jours. Ne
voit-on pas journellement guérir les chlorotiques par
le régime seul ? Les sujets délabrés par la misère et les
maladies, ne reprennent-ils pas leur santé, leur vie,
leurs couleurs, leurs globules quand on leur procure
une bonne alimentation ? Et ces différentes personnes
sont évidemment aglobuliques. La bonne chère ne produit-elle pas la polyglobulie ? Ne sont-ce pas les gens
riches qui généralement subissent les conséquences de
cet état du sang ? N'est-ce pas parmi eux qu'on observe fréquemment l'apoplexie, la goutte, la gravelle,
la pierre ? Je ne puis m'empêcher de revenir sur ce
que je disais tout-à-l'heure : tous les observateurs savent que le régime animalisé augmente les globules
du sang, mais ils se rendent souvent un compte inc-
xact de ce phénomène. On dit que le sang devient riche, abondant, se colore davantage, etc., sans savoir
sur quel élément portent ces changements. Il était réservé à l'analyse chimique de préciser les faits, d'élucider complètement le problème, et c'est ce qu'elle a
fait avec un rare bonheur.

ART. IV.

De l'influence du régime végétal sur les fonctions du grand-sympathique ou sur les sensations internes.

Nous avons vu les rapports qui existent entre le système sanguin et le système nerveux. L'un apporte les matériaux *organisables*, l'autre renferme cette force mystérieuse sous l'influence de laquelle s'assimilent ces matériaux. L'union de ces deux systèmes constitue la partie indispensable de la trame organique; c'est cette union qui est la manifestation la plus profonde de la vie. La goutte de sang influencée par le filet nerveux, telle est la base de l'organisation.

Le sang est un : c'est le liquide qui porte aux organes les molécules organiques. Ce liquide est, chez les différents animaux, de couleur variable; les organes qui le renferment, sont ou très-composés ou très-simples ; chez les polypes, il est infiltré dans les mailles du tissu cellulaire ; ses fonctions ne changent pas : c'est le véhicule des matériaux organiques. Le système nerveux, au contraire, a des fonctions doubles et, jusqu'à un certain point, indépendantes. L'axe encéphalo-rachidien a pour fonctions essentielles de mettre l'individu en rapport avec les corps extérieurs, et de manifester ses volontés. Il existe en dehors de la conservation de l'organisation. On peut le considérer comme un appareil surajouté, appareil qui caractérise les espèces perfectionnées. Chez les animaux supérieurs quand on le détruit, la vie des grands appareils se suspend ; mais dans le tissu cellulaire où le grand-sympathique et le sang sont en contact, il se passe, quelques temps encore, certains phénomènes vitaux : la chaleur du corps ne diminue pas après la mort aussi promptement que si l'on eût artificiellement réchauffé un cadavre. Un oiseau que l'on décapite, a des convulsions plusieurs minutes avant que la mort ne survienne. Si on arrache le cœur à un animal vivant et particulièrement à un oiseau, il bat quelques instants en dehors de l'action cérébrale. Plus on descend l'échelle zoologique, plus on voit l'indépendance des deux systèmes nerveux. On peut arracher le cerveau à une grenouille, à une couleuvre, à une salamandre, et ces animaux continuent à vivre quelque temps. On a pu même détruire le cerveau d'une tortue, obtenir la cicatrisation de la plaie, et l'animal n'est pas mort. Enfin, chez les animaux les plus inférieurs, comme dans le règne végétal, on obtient la multiplication de l'espèce en divisant un individu en plusieurs fragments : chez ces animaux, il est certain qu'il n'existe pas de substance nerveuse analogue à celle que renferme l'axe encéphalo-rachidien.

Le grand-sympathique préside surtout aux phénomènes de nutrition. On ne peut supposer une molécule organisée, sans supposer sa présence. Il augmente chez les animaux à mesure que le système nerveux encéphalique diminue. Il existe seul chez ces êtres que la fragmentation suffit pour multiplier. Le sang et le grand-sympathique sont donc la base de toute organisation.

Le sang et le grand-sympathique étant unis d'une manière déterminée pour constituer la vie, il s'en suit que ce système nerveux doit être le premier affecté, lorsque le sang éprouve un changement dans sa constitution. Qu'arrive-t-il, par exemple, sous l'influence de l'inflammation d'un solide? L'estomac ne fonctionne plus, le cœur multiplie ses battements, la chaleur se développe anormalement, la sécrétion urinaire se modifie, etc. On dit que ces phénomènes sont sympathiques de l'inflammation du solide. Quoi ! c'est parce que vous avez un phlegmon de la jambe, que le cœur bat plus vite, que la calorification augmente, que l'estomac refuse les aliments ! En disant que cela a lieu par sympathie, on énonce de nouveau le fait, mais son explication est toujours à donner. L'analyse du sang me semble résoudre le problème. Dans la fièvre de réaction, *la fibrine est augmentée ;* dès-lors n'est-il pas raisonnable de dire que les phénomènes sympathiques se développent sous l'influence de cette altération du sang, qui se fait immédiatement sentir à tous les organes. Je trouve la preuve dans cet état pathologique que les Anciens appelaient fièvre inflammatoire. Les symptômes généraux sont ceux de l'inflammation d'un solide ; cependant, cette inflammation manque... Saignez le malade, vous trouverez la fibrine augmentée, et cette polyfibrine est le seul fait matériel qui, cette fois, peut expliquer les troubles de l'économie.

L'influence immense du régime végétal sur le sang dont il diminue les globules, doit donc se faire ressentir consécutivement sur d'autres appareils. Lorsque l'aglobulie existe, les premiers troubles qui se manifestent à l'observateur, sont ceux qui surviennent dans les organes que le grand-sympathique tient sous sa dépendance.

Pour bien saisir les rapports qui existent entre les troubles du grand-sympathique et l'aglobulie, il faut

avoir présent à l'esprit ce qui arrive à une personne
dont on diminue artificiellement es globules par la saignée. Elle est prise de palpitations nerveuses du cœur,
de vomissements spasmodiques, de bruits vasculaires,
etc.; en un mot, on la place très-promptement dans
les conditions des chlorotiques, qui sont les aglobuliques par excellence. Si on remet cette personne à l'état
normal par une bonne alimentation, on peut, avec la
plus grande facilité, en diminuant de nouveau ses globules, lui donner encore les troubles fonctionnels des
chlorotiques (1).

Ce fait seul démontre que l'aglobulie trouble le système nerveux, et en particulier, celui de la vie involontaire.

Dans les conditions actuelles de la science, est-il possible d'établir les lois qui régissent ces perturbations ?
L'aglobulie légère trouble-t-elle les fonctions des nerfs
autant que l'aglobulie très-avancée ?

Avant d'exposer nos idées sur ce sujet, examinons
brièvement les phénomènes qui se passent dans les
appareils de la vie végétative, chez les aglobuliques ; il
nous sera ensuite plus facile d'exprimer des idées générales.

---

(1) J'appelle *Aglobulie,* la diminution des globules; *Polyglobulie,*
leur augmentation; *Afibrinie,* la diminution de la fibrine; *Polyfibrinie,* son augmentation. Ainsi, la chlorose est une aglobulie ; la
pléthore, une polyglobulie; l'inflammation, une polyfibrinie, etc.
Le mot *anémie* indique une diminution de la masse du sang ; le
mot *polyémie,* les conditions opposées. *Pyoémie* indique l'infection
purulente ; *ouroémie, choléémie,* le passage de l'urine et de la
bile dans le sang. *Analbuminie, Polyalbuminie* indiquent la diminution et l'augmentation de l'albumine.

Les troubles de la digestion sont excessivement bi-zarres : la langue est décolorée, grisâtre ; la déglutition est souvent gênée par une constriction singulière (dys-phagie spasmodique), qui se fait ressentir au niveau du larynx ; parfois, cette constriction semble avoir son point de départ dans l'estomac, alors elle remonte en donnant la sensation d'une boule (boule hystérique), et vient se fixer à l'endroit que nous avons désigné : ce phénomène est excessivement fréquent. Les gas-tralgies sont habituelles. Les aglobuliques sont en gé-néral affectés de dyspepsie et de perversion du goût. Les vomissements sont fréquents, mais ne se compo-sent que de mucosités. La digestion se fait avec une grande rapidité (1) : demi-heure après le repas, le sen-timent de la faim se fait souvent sentir. Il peut exister des entéralgies, mais, ce qui arrive plus fréquemment, c'est un développement incroyable de gaz inodores, qui distendent de temps en temps les intestins (tympanite hystérique). Ces gaz donnent lieu à des mouvements variés dans le ventre qui font souvent le désespoir des malades.

Le cœur est agité de palpitations ; les artères et les veines font entendre un bruit singulier quand on les ausculte avec le stethoscope.

La calorification est diminuée.

Des névroses et des névralgies nombreuses, vio--

(1) Il faut rapprocher ce fait de ce que nous avons dit au sujet de la digestion des végétaux.

lentes et souvent atroces, prennent naissance de tous côtés.

La connaissance de ces troubles nerveux est indispensable pour comprendre les rapports qui existent entre la diminution des globules du sang et les manifestations fonctionnelles des nerfs. Je vais rentrer dans quelques détails dont l'utilité et l'importance me feront, je l'espère, pardonner la longueur.

En diminuant la masse du sang, on diminue proportionnellement les globules.

Ce théorème est très-facile à démontrer en analysant le sang d'un individu auquel on pratique plusieurs saignées en un temps assez court, comme il arrive dans la pneumonie, par exemple. On voit que les globules diminuent à mesure que l'on pratique des émissions sanguines. Du reste, ce fait a été mis hors de toute contestation par M. Andral. (Voyez l'hématologie de M. Andral).

Ces analyses prouvent encore que les globules diminuent isolément, c'est-à-dire, sans que la fibrine et l'albumine diminuent proportionnellement. A la dernière saignée, on retrouve la même quantité de ces substances. Pour que la fibrine diminue, il faut que la perte de sang ait rendu le sujet exsangue.

La diminution des globules du sang trouble toujours le système nerveux.

Les phénomènes présentés par les animaux qui meurent d'hémorrhagies, ou par l'homme qui perd en un temps très-court une grande quantité de sang, font voir que le système nerveux se trouble en même temps que les globules diminuent. Un animal qui meurt d'hémorrhagie, comme chacun le sait bien, ne meurt pas paisiblement. A mesure que ses tissus blanchissent, que le sang diminue, etc., apparaissent des convulsions d'abord légères, mais qui vont en augmentant jusqu'à ce que la mort arrive. Il en est de même pour l'homme.

Celui qui, en peu de temps, a perdu beaucoup de sang, présente une foule de phénomènes nerveux anormaux. Ainsi, il a des éblouissements, des tintements d'oreille, des palpitations, des vomissements spasmodiques, des syncopes, des convulsions, et tout ce cortège de symptômes disparaît à mesure que l'on remonte le nombre de ses globules à leur chiffre normal.

Ces phénomènes étant constants, il est donc évident que pour l'état aigu, la perte des globules trouble toujours le système nerveux.

En est-il ainsi quand les globules diminuent peu à peu sous l'influence de légères hémorrhagies souvent répétées ?

Quels sont les phénomènes présentés par les femmes que des métrorhagies fréquentes conduisent aux portes de la mort ? Ce sont des battements de cœur anormaux, des bruits de souffle dans cet organe et dans les gros vaisseaux, des impatiences dans les membres, des convulsions, des troubles variés dans les

organes des sens, d'atroces névralgies, etc. Lorsque le
cancer ulcéré donne lieu à de fréquentes hémorrhagies,
comment finit le malade? Est-ce avec les signes du
dernier degré de la cachexie cancéreuse? Non certainement, mais bien avec ceux de toute hémorrhagie,
les phénomènes nerveux.

Ne sont-ce pas ces phénomènes nerveux que présentent les phthisiques qui ont d'abondantes hémopty-
sies, les femmes en couches qui perdent beaucoup de
sang? Ceux que des causes internes ou externes dété-
riorent en diminuant à la longue le chiffre normal de
leurs globules? Ces phénomènes étant constants, il
est donc démontré que pour l'état chronique comme
pour l'état aigu, la diminution des globules trouble le
système nerveux.

Faisons maintenant la contre-épreuve. Recherchons
si, chez les personnes qui offrent des troubles du
système nerveux, nous trouverons une diminution
dans les globules.

Je laisse de côté celles qui ont eu des hémorrhagies :
la diminution des globules est ici évidente. Je veux
parler des chlorotiques, des hystériques; des femmes
qui ont des attaques de nerfs, qui sont affectées d'hystéricisme; des personnes que l'on appelle vulgairement
nerveuses; qui ont des douleurs d'estomac, des va-
peurs, des agacements de nerfs; qui sont faciles à
irriter, qui pleurent et rient pour le motif le plus fri-
vole; qui sont tantôt gaies et tantôt tristes, etc., etc.
Eh bien, dans ce cas, je trouve toujours une diminu-

tion des globules. Si l'on m'oppose que ces femmes peuvent être divisées en deux classes, les unes sèches et pâles, pouvant bien avoir une diminution dans le nombre de leurs globules, mais les autres grosses et rouges, paraissant en avoir au moins un nombre normal, je renverrai les contradicteurs aux expériences directes. En attendant, je réponds : j'ai examiné plusieurs fois le sang de femmes hystériques et chlorotiques (1) qui étaient fortes en apparence et rouges, qui paraissaient sanguines, j'ai toujours trouvé moins de globules qu'à l'état normal.

Un corollaire évident du théorème précédent, c'est que *l'on trouble facilement le système nerveux en affaiblissant le système sanguin;* car en affaiblissant le système sanguin, on diminue forcément le nombre des globules.

Au moment où je transcris ces lignes, j'analyse le sang d'une femme qui est dans l'état suivant : son apparence extérieure est celle de tout le monde; à la voir, on ne la croirait pas malade: Elle a quarante ans, et je pensais, en l'examinant, qu'elle n'en avait que trente-cinq.

Plusieurs médecins, qui l'ont examinée, lui ont dit qu'elle avait une *maladie imaginaire :* ce diagnostic la console fort peu, car elle souffre cruellement.

___

(1) Chacun sait aujourd'hui qu'une chlorotique peut être rouge, et avoir les autres apparences d'une bonne santé. L'examen des fonctions et du sang établit le diagnostic, et le traitement le confirme.

Elle est malade depuis dix ans. Elle souffre alterna-
tivement de l'estomac, de la tête, du ventre, de la
poitrine, des pieds, des mains, etc., de tous les organes. Elle n'a jamais été forcée de s'aliter ; elle conserve une partie de ses forces ; elle mange un peu ;
elle dort, mais elle rêve continuellement à des objets
hideux ou repoussants ; ses règles viennent régulièrement ; elle n'est pas jaune et n'a jamais eu de convulsions.

Ses maux d'estomac s'accompagnent parfois de vomissement *d'eaux claires ;* jamais elle ne vomit d'aliments. Elle est essoufflée quand elle veut travailler,
mais elle ne tousse pas. Elle a dans les mêmes circonstances des battements de cœur. Ses pieds sont ordinairement froids.

Tels sont les seuls symptômes que cette malade
présente.

Évidemment, d'après les livres classiques, elle n'est
ni hystérique ni chlorotique. Cependant elle est *malade,*
et cela depuis dix ans. Sa maladie n'est pas *imaginaire,*
puisqu'elle rend cette malheureuse, infirme depuis
plusieurs années.

En présence d'une perturbation du système nerveux
durant depuis plusieurs années, ne découvrant pas
d'altérations organiques, j'ai conclu que les globules
étaient diminués.

J'ai fait une saignée exploratrice ; le sang est noir
en sortant de la veine, et rien ne ferait soupçonner

la grave altération que l'analyse y révèle. Voici cette analyse :

Fibrine 2,50; Albumine et sels 84,00; Globules 97,00.

Analyses du sang dans l'hystérie (1).

	Globules.		
Hystéries convulsives récentes..	101,05	125	
— — anciennes.	85,10	119,15	
(2) Hystéries non convulsives durant depuis un an	97,08	105,20	Pour 1000 parties de sang.
— depuis deux ans..........	102,75	114,00	
— depuis cinq ans..........	43,28	109,30	
— depuis dix , quinze ou vingt ans.....................	51,67	96,50	
Sang de personnes qui avaient des névralgies rapportées à une aglobulie...................	95,50	110,75	

Les manifestations fonctionnelles du système sanguin et les manifestations fonctionnelles du système nerveux, sont en raison inverse.

Nous venons de voir que la diminution du nombre des globules trouble le système nerveux. Si nous analysons ces divers troubles, nous trouverons toujours une exaltation des fonctions nerveuses : sensibilité , myotilité , intelligence.

---

(1) Ce tableau faisait partie d'un mémoire sur l'hystérie qui, au concours de 1845, a obtenu une première mention honorable, à l'Académie nationale de médecine.

(2) Ces hystéries non convulsives sont des formes mal déterminées. Il ne peut en être autrement.

Les organes des sens sont vivement impressionnés par le plus simple de leurs excitants habituels : l'œil ne peut plus supporter la lumière ; le moindre bruit ébranle douloureusement l'oreille ; une odeur légère donne des convulsions. Telle est l'excitabilité des organes des sens chez les aglobuliques, qu'ils sont très-sujets aux hallucinations sensoriales, c'est-à-dire, à des perceptions sans excitants externes. Ils entendent des bruits, ils voient des objets, ils goûtent et sentent des saveurs et des odeurs sans que des corps extérieurs aient été mis en rapport avec eux. Leurs organes internes sont plus ou moins névrosés. Les branches des nerfs sensibles de la face sont souvent douloureuses ; en un mot, tous leurs nerfs semblent avoir une surabondance de sensibilité. Ils sentent leurs organes fonctionner.

Les muscles semblent doués de trop de vie contractile, si je puis m'exprimer ainsi. Le cœur palpite, les membres ont besoin de mouvement ; parfois, ils se livrent à mille contorsions.

L'intelligence est également excitée. Les perceptions sont vives, et très-mobiles, l'imagination est ardente, et par cela même, empêche le jugement de jouir de sa plénitude : tel est, en général, l'intellect des femmes nerveuses.

Ce sont ces phénomènes de surexcitation nerveuse qui ont donné lieu aux locutions suivantes pour désigner des aglobuliques : personne nerveuse, dont les nerfs sont agacés, sont toujours en mouvement, dont la susceptibilité nerveuse est exaltée, etc., etc.

Quelles sont au contraire les personnes dont les nerfs sont calmes, dont les organes des sens engourdis transmettent à l'encéphale des sensations qui l'excitent peu ? Quels sont ces êtres privilégiés pour recevoir une vive émotion, avec un sang-froid qui serait digne d'admiration, si l'on ne savait que leur sensibilité est émoussée ? Chacun sait que les individus gras et pléthoriques, ont peu de susceptibilité nerveuse. On les appelle généralement *apathiques ;* ce nom presque médical leur convient parfaitement. Ils n'ont pas de ces névralgies qui tourmentent sans cesse un si grand nombre de femmes ; ils ont rarement des névroses des organes internes ; ils ne sentent pas fonctionner leurs organes.

Leur cœur bat lentement, leurs muscles ne se convulsent jamais. Si vous observez des convulsions chez un homme sanguin, portez un pronostic fâcheux ; le même accident chez une femme est ordinairement sans conséquence.

Leurs fonctions cérébrales, intellectuelles, sont comme leur sensibilité. L'imagination s'alourdit, les pensées naissent avec peine, l'association des idées cause une fatigue pénible... On aime le repos de corps et d'esprit, on aime à passer la vie dans une douce nonchalance.

Je reviendrai plus loin sur ces diverses questions. Il me suffit ici d'avoir exposé que les polyglobuliques ont peu de susceptibilité nerveuse.

Notre théorème se trouve donc démontré : la diminution des globules augmente les manifestations fonctionnelles des nerfs, et l'augmentation des globules les affaiblit. De plus, les manifestations nerveuses sont d'autant plus prononcées, que les globules sont plus diminués, donc : les manifestations fonctionnelles du système sanguin et les manifestations fonctionnelles du système nerveux sont en raison inverse.

La preuve chimique est facile à fournir. Il suffit d'analyser le sang des personnes nerveuses.

Mlle B***, âgée de 13 ans, s'est toujours bien portée jusqu'à 11. A cette époque elle tombe malade. Les symptômes principaux étaient de la faiblesse musculaire, une grande pâleur, des battements de cœur et des douleurs épigastriques.

Longtemps traitée par les sangsues, la diète végétale, les bains, les émollients, son état s'aggravait sans cesse : cette triste position dura deux ans.

Quand je la vis pour la première fois, la surexcitation nerveuse était extrême. Si on passait dans un corridor voisin de sa chambre, il fallait prendre les plus grandes précautions pour ne pas lui donner des convulsions. Elle ne pouvait plus supporter ni la plus légère lumière, ni l'odeur la plus douce. *Toutes les branches de la cinquième paire, étaient affectées de névralgie,* ainsi que la plupart de celles du plexus brachial. On comprend quel était l'état des autres organes. Le cœur et les grosses artères étaient affectées de palpitations. Les carotides, les axillaires, l'aorte et les crurales avaient du bruit de souffle. La faiblesse mus-

culaire était extrême. La maigreur était masquée par
de la bouffissure ; la peau était animée et décolorée.

L'alimentation ne se composait plus que de bouillies
et de tisanes mucilagineuses.

Je n'ai pas analysé le sang, mais l'aglobulie était
évidente. Tous mes efforts furent dirigés vers l'alimentation , et les accidents nerveux diminuaient à mesure que je réussissais à la rendre plus animalisée,
c'est-à-dire , à augmenter le chiffre des globules.

Une femme de la campagne me fit appeler en consultation pour des accidents du côté du cœur. Cette
femme âgée d'une quarantaine d'années , était maigre
et malade depuis trois ans. Elle se plaignait de violentes palpitations. Ces palpitations étaient en réalité si
fortes, qu'elles s'entendaient *à deux mètres de distance*.
Je me suis assuré du fait en variant la position de la
malade et la mienne , et en recherchant s'il n'y avait
pas un bruit étranger. Ce phénomène était de la dernière évidence. A l'auscultation, on n'entendait que le
premier bruit ; l'autre bruit et les silences étaient remplacés par un murmure continu ; ses jambes étaient
enflées, et la faiblesse musculaire rendait nécessaire le
séjour au lit.

Le tube digestif est sain, mais l'appétit est très-faible.

Le pouls est vibrant et fréquent.

La respiration est normale.

L'intelligence est nette.

Prescription : séjour au lit , dix sangsues au fonde-

ment, tisane de chien-dent, un purgatif pour le sur-
lendemain, etc.

Quelques jours après, le mal est stationnaire. Je fais
une légère saignée pour examiner le sang, et je suis
étonné de ne trouver que 70,10 pour le chiffre des
globules. J'ausculte le cœur avec plus de soin, et il me
semble que le second bruit est normal, seulement, que
les deux silences sont excessivement courts, qu'en un
mot, il n'y a pas là une maladie organique évidente.

Ne pouvant compromettre la santé de cette femme,
je suppose l'aglobulie essentielle, et je conseille, en
conséquence, du fer, du houblon, de hautes doses de
digitale et du jus de viandes. Le succès a couronné
mon traitement, la guérison est arrivée après quelques
mois, et tout est rentré dans l'ordre. Son sang analysé
longtemps après sa guérison renfermait :

Fibrine 2,05 ; Albumine et sels 96. — Globules 118,50.

Pourquoi citer ces observations, pourquoi rappeler
des faits dont tout le monde a été témoin? Qui n'a vu
les accidents de l'anémie, les accidents nerveux, les
troubles nerveux aggravés par la diète et les saignées?
Qui, au contraire, n'a guéri quelques cas analogues
avec du fer, des amers et une nourriture animalisée? Que
veut dire Hippocrate en enseignant que le sang est le
modérateur des nerfs ? Que signifient ces expressions
des modernes : la chlorose domine la pathologie de
la femme ? Les ouvrages de Sydenham, de Baglivi,
d'Hoffman, de Boerhaave, et un grand nombre de
ceux des médecins de nos jours, n'enseignent-ils pas

les mêmes préceptes? Et ces charlatans qui, quoiqu'on en dise, ont guéri un si grand nombre de malades avec des beeftecks et des côtelettes, lorsque la médecine de Broussais avait produit tant d'aglobulies et de surexcitation nerveuse, n'ont-ils pas prouvé la vérité que j'avance? Je répète ce que j'ai déjà dit : les lois qui président aux rapports entre la surexcitation nerveuse et la diminution des globules, sont connues du plus grand nombre, mais ont toujours été mal interprétées.

Si l'on affaiblit pendant longtemps et d'une manière continue le système sanguin, on ne peut plus le remonter à son type normal, et le système nerveux reste surexcité.

La démonstration de cette proposition résulte de faits nombreux qui ont frappé l'attention de tous les observateurs. Je suppose un individu, une femme de vingt-cinq ans, par exemple, dont les globules sont à l'état normal, et qui jouit d'une santé parfaite sous tous les rapports. Cette femme, sans causes appréciables, vient à perdre l'appétit, à avoir des maux de tête et d'estomac, etc., en un mot, les premiers symptômes de l'aglobulie, qu'arrivera-t-il si on la saigne? Il arrivera et j'ai observé cela souvent, il arrivera que pendant deux ou trois jours elle se sentira soulagée, et qu'après ce laps de temps, elle se sentira plus malade. Si le médecin croit de son devoir d'insister sur les saignées, les sangsues, la diète végétale, et les autres antiphlogistiques, les gastralgies et les maux de tête augmenteront rapidement. Tant que ce régime affaiblissant n'aura été mis en pratique que peu de temps, deux mois, six mois, un an, je suppose, les toniques et les aliments réparateurs pourront encore guérir et faire disparaître l'excitabilité nerveuse, causée par l'aglobulie. Si ces moyens sont continués dix et quinze ans de suite, comme j'en ai plusieurs exemples, qu'arrivera-t-il si l'on essaie un traitement réparateur ? L'on modifiera avantageusement la santé de la malade, l'on fera disparaître certains accidents qui ont du rapport avec la chlorose (les palpitations, les bruits vasculaires, etc.), mais la malade n'engraissera pas, ne deviendra jamais pléthorique, ne recouvrera même jamais le chiffre normal de ses globules, et il lui restera toujours un excès de l'action nerveuse pervertie qui se traduira de mille manières : par des inégalités dans le caractère, par une imagination exaltée et mobile; par de la dysménorrhée ou de l'aménorrhée; par de l'hémicranie, des gastralgies et mille autres névralgies qui feront le désespoir éternel de cette malheureuse femme. Heureuse encore quand elle n'est pas persuadée qu'un état inflammatoire est cause de toutes ses souffrances, ou qu'elle ne tombe pas dans les mains d'un praticien peu courageux ou inexpérimenté, qui cède sans cesse à son désir de se faire sortir du sang !

A une époque qui n'est pas loin de nous, une foule de praticiens, qui n'avaient pas compris les doctrines d'un grand homme, exagéraient précisément ce qu'elles avaient de mauvais, et croyaient être dans le progrès en tirant jusqu'à la dernière goutte de sang à de pauvres névralgiques, gastralgiques, anémiques, aglobuliques, etc.... dans l'intention de combattre des gastrites qui n'existaient pas. Ces praticiens ont fait mille fois l'expérience que j'ai supposée tout-à-l'heure ; et, comme les plus grandes fautes dans la pratique doivent nous fournir les plus grands enseignements, étudions avec soin ces malheureux aglobuliques dont les toniques ne calment plus les souffrances, et nous nous convaincrons de cette vérité : si l'on affaiblit pendant longtemps et continuellement le système sanguin, on ne peut plus le remonter à son type normal, et l'action nerveuse reste surexcitée.

Les propositions suivantes me semblent hors de toute contestation :

1.º En diminuant la masse du sang, on diminue les globules, tandis que la fibrine et l'albumine ne changent pas ; pour que ces principes diminuent, il faut que les hémorrhagies soient très-abondantes ;

2.º La diminution des globules du sang trouble toujours le système nerveux ;

3.º Les manifestations fonctionnelles du système sanguin, et les manifestations fonctionnelles du système nerveux sont en raison inverse ;

4.º Si l'on affaiblit pendant long temps et d'une manière continue le système sanguin, on ne peut plus le remonter à son type normal, et le système nerveux reste surexcité.

Tels sont les rapports qui existent entre les manifestations fonctionnelles des nerfs et celles du sang. Le grand-sympathique est la partie du système nerveux la plus influencée par la diminution des globules. Dès-lors, il nous est facile de comprendre ce qui se

passe dans les organes de la vie de nutrition chez les
personnes qu'une alimentation mauvaise, insuffisante
ou exclusivement végétale a plongées dans l'aglobulie.
Leurs douleurs névralgiques de l'estomac, des intestins, du cœur...., ne sont que l'exaltation de la sensibilité naturelle qui doit y exciter ; il ne faut donc pas
chercher une altération matérielle, soit dans l'organe,
soit dans les nerfs qui souffrent. Les nerfs de l'estomac
sont parfaitement sains dans la gastralgie la plus atroce,
leur sensibilité seule est exaltée parce qu'elle n'est plus
contenue, masquée par un nombre suffisant de globules. Certes, ce n'est pas là une maladie *sinè subs-
tantiâ;* il n'y a pas de maladie pareille, et il me paraît
ridicule d'en admettre, mais c'est un organe qui souffre de la maladie d'un autre organe. N'en est-il pas de
même des bruits vasculaires, des palpitations nerveuses, des sifflements d'oreille, des vomissements spasmodiques ? Les artères, les veines, le cœur, l'oreille,
l'estomac sont exempts de lésions.... mais ils souffrent !
Dans le sang existent les altérations pathologiques.

ART V.

De l'influence du régime végétal sur la circulation.

Une alimentation végétale, trop longtemps continuée,
développe des troubles nombreux dans les fonctions
circulatoires. Ces lésions fonctionnelles sont évidemment sous l'influence des troubles du grand-sympathique, troubles qui sont eux-mêmes la conséquence
de la diminution des globules du sang.

Le cœur est l'organe qui donne le premier signal de la perturbation nerveuse ; ses manifestations fonctionnelles sont exagérées en raison directe de l'appauvrissement des globules sous l'influence du régime végétal, ou sous l'influence d'autres causes débilitantes. Ses contractions deviennent plus fréquentes et plus violentes. Le sujet commence simplement par le sentir battre quand il se livre à un exercice modéré ; bientôt les battements deviennent sensibles, même pendant le repos ; alors, il se déclare des palpitations morbides.

J'ai éprouvé ces phénomènes en me soumettant volontairement à un régime végétal pour apprécier les changements qui surviendraient dans la composition chimique des urines.

Les premiers jours, j'éprouvais un sentiment de bien-être, j'étais plus dispos, je travaillais mieux ; malgré cela, je sentais des tiraillements d'estomac ; mais ces sensations n'étaient pas désagréables : il me semblait que j'avais toujours faim. Je ressentis bientôt après des palpitations en marchant : à cette époque, mon pouls était à 86, et habituellement, il est à 72-76. Vers la troisième semaine, j'avais diminué de poids, et je m'étais décoloré. J'essayai pendant quelques jours de ne manger que des pommes de terre, pour me priver totalement de substances azotées, mais je maigris si rapidement, et la sécrétion rénale devint si abondante, que je crus prudent de cesser l'expérience. Les maux d'estomac et les palpitations cédèrent comme par enchantement à l'usage d'une nourriture animalisée. J'avais diminué en un mois de 12 kilogr.

Si les palpitations du cœur sont légères, elles constituent un symptôme supportable, mais il n'en est plus
ainsi quand elles deviennent violentes. Dans ce cas, on
sent battre son cœur au moindre exercice ou sous
l'influence d'une émotion morale, même légère. Elles
peuvent devenir insupportables : elles interrompent le
sommeil, et ne laissent goûter aucun repos. Dans
certains cas, elles ébranlent douloureusement la poitrine, et font croire à l'existence d'une maladie organique. Elles peuvent être intermittentes ou continues.
La percussion ne démontre rien d'anormal ; il n'en est
pas de même de l'auscultation : les bruits ont plus de
sécheresse et plus de clarté ; le premier peut être
remplacé par du souffle. J'ai observé une femme aglobulique, très-maigre, dont les battements du cœur
s'entendaient à deux mètres du thorax. Le phénomène
a persisté plusieurs semaines, et la malade a guéri.

Analyse du sang :

Fibrine 2,75 ; Albumine et sels, 82,30. — Globules 70,10.

Lorsque le cœur est affecté de violentes palpitations,
les gros troncs artériels en sont consécutivement
ébranlés : l'aorte, les carotides, le tronc brachio-
céphalique, et les sous-clavières présentent des battements qui épouvantent toujours les malades. L'auscultation y révèle parfois un bruit particulier qui, ajouté
au murmure continue des grosses veines, produit un
phénomène bien connu (bruit de diable), et parfaitement apprécié dans ces derniers temps. L'artère qui
présente les troubles les plus importants à étudier,

c'est le tronc cœliaque et les branches qu'il fournit. C'est à l'épigastre que les battements se font ressentir. Leur violence et leur continuité sont souvent désespérantes. Ils sont le tourment des aglobuliques, et ont pu faire croire à l'existence d'un anévrysme de l'aorte. L'erreur est même très-facile si une tumeur s'est formée sur cette artère, au moment où elle traverse le diaphragme. Une jeune dame très-nerveuse présentait cette particularité. On la croyait affectée d'un anévrysme de l'aorte, et je partageai ce diagnostic. En effet, en déprimant les parois du ventre, on sentait sur le trajet de l'artère une masse, grosse comme un œuf, qui offrait des battements très-forts. Comme cette dame avait des accidents nerveux et du souffle dans la carotide droite, je conseillai de changer son alimentation, composée habituellement de légumes et de lait. Je l'engageai à manger de la viande et à prendre du fer. Je la perdis de vue; trois ans après, je pus m'assurer que tumeur et battements avaient disparu. Suivant toutes apparences, ce n'était pas un anévrysme.

Le pouls, petit et fréquent, constitue le pouls nerveux des anciens. Le pouls est d'autant plus fréquent qu'on a moins de globules. On sait que celui des femmes est plus fréquent que celui des hommes. Au moment où je transcris ces lignes, j'examine le pouls de trois personnes du même âge qui se trouvent dans mon cabinet. Ces trois personnes sont bien portantes et se tiennent debout.

L'une est un jeune homme très-gras et évidemment polyglobulique, son pouls est à 72.

L'autre est une jeune femme grasse et colorée ; son pouls est à 80.

La troisième personne est encore une jeune femme, mais sèche et d'un tempérament nerveux ; son pouls est à 86.

Si ces personnes sont assises, le pouls diminue de fréquence, mais des différences analogues existent.

Les capillaires peuvent s'affecter. Dans ce cas, les jambes enflent et le reste du corps s'œdématie, mais je suis porté à croire qu'alors l'albumine du sang diminue.

Pour observer les phénomènes que je viens de décrire, il est inutile de faire des expériences. On trouve très-souvent en pratiquant la médecine, une foule de sujets qui, par système ou autrement, s'assujétissent à un régime végétal plus ou moins sévère. Ces cas sont devenus très-fréquents, surtout depuis la diffusion des doctrines de l'école de Broussais.

ART. VI.

De l'influence du régime végétal sur les phénomènes chimiques de la respiration.

Une cause assez puissante pour diminuer les globules du sang, et pour produire des troubles fonctionnels si considérables dans la digestion et la circulation, doit agir sur les fonctions respiratoires qui sont sous la dépendance du grand-sympathique. C'est en effet ce que nous démontre l'observation. Aussitôt que l'aglobulie a produit des palpitations, la respiration se trouble. Dans les premiers temps, les inspirations sont simplement accélérées; mais si la diminution des globules fait des progrès, la gêne de la respiration augmente. Elle peut être portée à un tel point, qu'il y ait de véritables accès d'asthme (asthme hystérique, nerveux, aglobulique).

Dans certaines circonstances où une toux sèche, brève et fréquente (toux nerveuse), vient s'ajouter à ces troubles pulmonaires, il est très-difficile de ne pas se laisser aller à soupçonner des tubercules commençants. L'erreur est d'autant plus facile, que la phthisie au début s'accompagne toujours d'aglobulie. Le traitement sera ici la véritable pierre de touche. Si l'aglobulie est idiopathique, la nourriture animale, le fer, etc., feront disparaître et les troubles pulmonaires et les autres troubles chlorotiques; tandis que si les tubercules ont envahi les tissus du poumon, le fer et les toniques ne masqueront qu'imparfaitement l'aglobulie symptômatique. Une chose analogue se passe, lorsque, dans la phthisie confirmée, on emploie les vésicatoires volants : la bronchite concomittante est palliée, mais n'est pas guérie par ce remède; si la bronchite existait seule, elle aurait pu disparaître sans retour.

On s'explique très-bien l'essoufflement des aglobuliques en se rappelant, que chaque contraction du cœur envoie un nombre moindre de globules dans le poumon. Il en résulte que pour oxygéner dans un temps donné un même nombre de globules, les inspirations ont besoin d'être plus fréquentes.

Les personnes mal nourries, qui font entrer dans leur alimentation les substances végétales en trop grande quantité, exhalent en respirant une odeur différente de celles qui se nourrissent bien. Cette odeur est plus fade.

ART. VII.

De l'influence du régime végétal sur les sécrétions.

Il est évident que le régime végétal agit sur les sécrétions. L'observation la plus simple le démontre sans réplique. Voyez ce qui arrive à l'urine d'un grand mangeur : si vous le soumettez à une alimentation peu réparatrice, elle perd de sa densité et de son acidité, et cela quelques jours après le commencement de l'expérience.

Si l'on juge par analogie avec ce que l'on observe chez les animaux ; si l'on juge par ce que l'on voit sur les selles, on serait porté à admettre que la bile des personnes soumises à un régime végétal est plus décolorée, plus aqueuse que celle des individus dans des conditions opposées.

Si nous ignorons les changements chimiques qu'éprouvent les diverses sécrétions intestinales, nous savons positivement que leur quantité est augmentée. Il en résulte qu'un excellent moyen de faire cesser la constipation chez ceux qui mangent beaucoup de viandes, est de leur conseiller des végétaux. C'est l'inverse qu'il faut prescrire aux personnes qui, usant de beaucoup de végétaux, ont la diarrhée habituellement. Cette hypersécrétion peut s'exagérer, les glandules intestinales peuvent s'enflammer, et alors surviennent l'entérite et la colite. Il est évident, que dans ces maladies, le régime végétal serait extrêmement nuisible et, s'il y a indication d'alimenter, il vaut mieux donner des bouillons gras.

La transpiration cutanée insensible, m'a toujours paru moins considérable chez les personnes mal nourries ; ce fait, s'il est exact, concorde avec ce que nous signalerons tout-à-l'heure pour la sécrétion urinaire.

La transpiration pulmonaire chez les aglobuliques a une odeur particulière, *fade*. Cette odeur est si caractéristique pour moi, qu'elle me fait reconnaître en leur parlant, si les paysans qui viennent me consulter, habitent le coteau ou la plaine. Pour comprendre ce que je viens de dire, il faut savoir que les paysans du coteau sont généralement mal nourris, tandis que ceux de la plaine sont dans de meilleures conditions.

L'urine se modifie profondément sous l'influence d'une alimentation végétale. Sa quantité augmente dans de fortes proportions, en supposant que les boissons ingérées ne changent pas. Des changements chimiques sont la conséquence de cette hypersécrétion. Elles deviennent incolores et limpides. Leur odeur est généralement moins forte : sous certaines influences, elles contractent, il est vrai, des odeurs fortes et particulières. Leur densité diminue ; évaporées, elles laissent moins de résidu. Le fait le plus important à signaler, c'est la diminution de l'acide urique, et par suite, la diminution de l'acidité du liquide ; il peut même devenir neutre.

Ce que l'on observe chez les animaux, concorde avec ces phénomènes. Les carnivores ont l'urine très-dense, très-odorante, très-acide et très-colorée. Sa sécrétion est peu abondante. Les herbivores, au contraire, ont l'urine légère, peu odorante, alcaline et peu colorée. Sa sécrétion est excessivement abondante. Un chien, que l'on nourrit exclusivement de viande, urine très-peu, et le liquide est très-acide ; si l'on change son alimentation, si on ne lui donne plus que des pommes de terre, il urine beaucoup et le liquide devient alcalin.

Ces faits font pressentir de quelle utilité peut être le régime dans le traitement de la gravelle et de la pierre. Pour plus de détails, voyez le chapitre correspondant de la seconde partie.

ART. VIII.

De l'influence du régime végétal sur la calorification.

Le régime végétal diminue la puissance qu'ont les corps des animaux de produire du calorique. Aussi les peuples qui habitent les régions de la terre, où la température est très-élevée, sont en général sobres : les Indiens, les Chinois, les nouveaux Hollandais, les Arabes, les Espagnols, etc... ; tandis que ceux qui sont placés dans des conditions opposées, recherchent avec avidité les viandes fortement animalisées et les liqueurs spiritueuses. Tels sont les Anglais, les Allemands, les Russes et surtout les Lapons, les Samoyèdes et les Kamchadales.

La calorification est toujours diminuée en raison directe de l'abaissement des globules. Si elle augmente, c'est accidentellement ou localement, à la tête, par exemple, ou dans l'intérieur des mains. Le sang s'équilibre mal ; il abandonne certaines parties, pour se porter, en grande quantité, sur d'autres organes. Ce phénomène semble être le premier degré de ce qui arrive parfois aux animaux qui meurent d'hémorrhagie. On sait qu'il leur survient des congestions, et même des inflammations locales de la conjonctive, de la cornée, de l'estomac, du cerveau, du poumon, etc.

Les extrémités des aglobuliques sont ordinairement froides. Interrogez les hystériques, les hypochondriaques, les chlorotiques, les femmes nerveuses, ceux qui viennent de perdre du sang, ils vous répondront qu'ils ont toujours froid aux pieds ; leurs oreilles, leur nez, leurs pieds, leurs jambes et leurs genoux sont glacés, même en été. Ils résistent mal aux abaissements de température, aussi se couvrent-ils de beaucoup de vêtements. L'observation suivante fournit un exemple remarquable de la faiblesse de la calorification.

Mme X***, âgée de 46 ans, a toujours été d'une

santé délicate; maigre, frêle, de peu d'appétit; ayant des migraines fréquentes et beaucoup de crampes d'estomac; mais, du reste, n'ayant jamais fait de maladie grave.

En 1835, elle commença à s'apercevoir que ses forces diminuaient, que son appétit se perdait de plus en plus, et que ses maux de tête et d'estomac devenaient plus fréquents. Bientôt, il s'y ajouta des maux de reins et d'entrailles. Son médecin la traita, je ne sais pourquoi, pour une *entéro-péritonite* chronique, la saigna, la mit à la diète, et considéra le cas comme très-grave. De 1835 à 1839, les accidents persistèrent sans beaucoup de changements, si ce n'est qu'il y eut trois pertes utérines, et la menstruation cessa.

Je la visitai pour la première fois en 1839, et je notai les particularités suivantes : perte complète d'appétit, entéralgie, constipation opiniâtre. Battements du cœur éclatants, sans bruits anormaux. Pas de réaction générale. Pouls petit, faible et fréquent. Maigreur excessive. Enflure des pieds. Céphalalgies violentes : Mme X*** a tellement souffert depuis cinq ans, qu'elle prétend que *ça lui a porté à la tête*. En effet, l'intelligence paraît affaiblie, il y a un grand dégoût de la vie, et la mort est attendue comme une délivrance.

L'entéralgie est si violente, que le corps est courbé vers la terre pendant la marche, comme celui d'un vieillard décrépit.

Ce qu'il y a de plus remarquable, c'est la diminution de la calorification. Quoique l'on soit au milieu de l'été, Mme X*** fait réchauffer son appartement comme en hiver : cela ne suffit pas. Elle se place toujours devant le foyer, pendant que l'on entretient derrière elle un vase plein de feu. Cette malheureuse ne pouvait quitter cette atmosphère brûlante sans être prise d'un froid intense : il lui semblait toujours être en hiver.

Je crus d'abord que c'était une habitude vicieuse sottement contractée; mais la main, appliquée sur diverses parties de son corps, faisait ressentir une diminution réelle de température. Dans ce temps-là, je ne m'occupais pas d'analyser le sang, de manière que j'ignore quel était le chiffre de ses globules, mais on peut affirmer qu'ils étaient très-diminués.

Après quelques tâtonnements, j'essayai des ferrugineux et un régime animalisé. J'ai eu le bonheur de rappeler Mme X*** à une santé, si non parfaite, du moins meilleure. Elle a toujours de la tendance à voir diminuer sa puissance de calorification , cependant elle ne se chauffe plus en été.

Ces faits ne sont pas rares : j'en ai observé plusieurs autres analogues.

ART. IX.

Influence du régime végétal sur les fonctions de la génération.

On connaît l'effet d'un régime succulent et réparateur sur les organes générateurs de l'homme. On sait également que rien ne dispose aussi mal à l'acte de la génération qu'une mauvaise alimentation.

La femme est soumise aux mêmes influences ; mais de plus, son écoulement mensuel en reçoit de profondes modifications. Les règles accompagnent l'émission périodique des œufs, et résultent de la congestion sanguine qui s'opère dans l'utérus et ses annexes : elles sont la crise physiologique de cette congestion. Cette crise varie quant à ses effets : tantôt le sang coule en abondance, tantôt il coule en moindre quantité, et quelquefois il manque, ou est remplacé par un écoulement sanieux, qui tache à peine le linge par une macule grise.

Les effets de cette crise dépendent de la congestion du solide et de l'état du sang. Si la congestion est très-forte, que la cause en soit normale ou pathologique, l'écoulement est ordinairement abondant. Lorsque l'organisme est dans l'état normal, des règles abondantes et colorées, sont signe d'une bonne santé ; mais si une cause d'afflux sanguin existe dans l'utérus, une tumeur fibreuse ou une inflammation chronique de la membrane interne, par exemple, un écoulement abondant et coloré n'est qu'un accident souvent malheureux.

Il faut également considérer l'état du sang. Si la fibrine est diminuée, l'écoulement pourra être abondant, sans pour cela qu'il soit l'indice de la santé. Si les globules sont diminués sans que la fibrine le soit, la congestion restant la même, le sang pourra ne pas s'écouler, parce que, comme on le sait, plus il y a de fibrine relativement aux globules, moins les hémorrhagies sont faciles.

Ainsi des règles très-abondantes peuvent coïncider avec la santé parfaite, une altération utérine ou une maladie du sang.

Des règles peu abondantes ou qui ne marquent pas, peuvent coïncider avec une congestion physiologique imparfaite, et plus souvent avec une diminution des globules, qui augmente la fibrine relativement.

Les femmes délabrées par une alimentation végétale, qu'elles aient suivi ce régime par système ou bien forcées par la misère, présentent le plus souvent des troubles dans l'écoulement de leurs règles. Ordinairement la quantité de sang est diminuée et cela peut tenir à deux causes : une congestion imparfaite et la diminution des globules. On observe parfois le contraire : les règles sont très-abondantes. Comme nous l'avons déjà dit, cela peut dépendre de la congestion trop forte ou de la diminution de la fibrine. L'état du sang peut donc causer l'absence et l'abondance de l'écoulement mensuel.

Les variations dans l'écoulement ne sont pas les seuls phénomènes que présentent les aglobuliques à l'époque de leurs règles. Le sang qu'elles perdent et celui que la congestion de l'appareil utérin soustrait pour quelque temps à l'organisme, ne fait qu'augmenter l'aglobulie et par suite, la surexcitation nerveuse. Aussi, à cette époque, les femmes sont-elles très-sujettes à la migraine, aux névralgies, aux névroses de l'estomac et du cœur, aux convulsions, aux vomissements spasmodiques, aux troubles des organes

des sens et à l'exaltation de plusieurs fonctions cérébrales.

Les fleurs blanches sont communes chez les aglobuliques, soit qu'elles proviennent d'une vaginite chronique, d'exulcération du museau de tanche, ou simplement d'une hypersécrétion de la muqueuse utéro-
vaginale. Il est probable que le fer est utile contre les
fleurs blanches, en augmentant les globules et en for-
tifiant l'organisme.

Non-seulement les aglobuliques sont moins portées
au plaisir de l'amour que les autres femmes, mais
même la stérilité peut être la conséquence de l'état
du sang.

Mme D..., paraissant bien portante, est mariée depuis trois ans et n'a pas d'enfants. Ses règles viennent
régulièrement et normalement. Elle me consulta pour
quelques palpitations nerveuses, qui s'accompagnaient
de fréquentes migraines. Pensant que ces symptômes
reconnaissaient de l'aglobulie pour point de départ,
je lui conseillai du fer et un régime animalisé. Trois
mois après elle devint enceinte.

Un nommé H... D..., charpentier, m'amena sa
femme pour savoir ce qui l'empêchait d'avoir des
enfants. Mariés depuis plusieurs années, ils com-
mençaient à désespérer. Les organes génitaux ne
présentant rien d'anormal, j'interrogeai les autres
fonctions. La couleur blafarde de la peau, la décoloration des muqueuses, des maux de têtes fréquents et
quelques autres symptômes de l'aglobulie, m'engagè-

rent à conseiller des amers, du fer et un régime animalisé. La médication réussit à merveille. Non-seulement cette femme est devenue enceinte quelques mois
après, mais, depuis cette époque, elle a eu trois autres enfants.

Mme X..., âgée de 34 ans, était mariée depuis dix
ans et sans enfants, malgré le grand désir qu'elle avait
de devenir mère. Ce fut à cette époque qu'elle me fit
appeler en consultation. Cette dame était bien conser-
vée, quoique fort maigre ; elle offrait les symptômes
les plus caractéristiques de l'hystérie et de l'anémie
chronique. Cette maladie remontait au commencement
de son mariage.

Son médecin ordinaire l'avait traitée par les émissions sanguines, saignée et sangsues, la diète blanche,
les boissons aqueuses, en un mot, par tout l'appareil
antiphlogistique que l'on avait naguères l'habitude de
déployer devant la *redoutable gastrite chronique*. Comme on le conçoit bien, la malade avait toujours été de
mal en pis. Cependant, elle ne supposait pas que *sa
gastrite* fut cause de sa stérilité. Elle m'en parla et me
témoigna par ses larmes, combien ce malheur répan-
dait de tristesse sur sa vie. Je la consolai de mon
mieux, en lui disant que sa gastrite guérie, elle pourrait peut-être avoir des enfants.

Je la traitai par les ferrugineux, la viande, le vin
de Bordeaux, etc..., et la *gastrite* diminua. Cinq mois
après le commencement de ce traitement, il y eut un
avortement ; le fœtus paraissait avoir deux mois. Re-

mise de cet accident, Mme X... continua sa médication. Elle ne tarda pas à devenir enceinte : mais il y eut un second avortement, l'enfant était presque à terme. Mme X.... a enfin guéri de sa prétendue gastrite chronique, et a vu tous ses souhaits s'accomplir : elle est devenue mère.

ART. X.

Influence du régime végétal sur la nutrition et sur le développement des organes qui reçoivent leurs nerfs du grand-sympathique.

La nutrition a pour base les matériaux constituants du sang : la peau, les poumons et les intestins sont les organes à la surface desquels s'opère l'absorption de ces matériaux. Influencé par tous les agents extétérieurs, le sang dépose certaines substances dans la cellule organique et en absorbe certaines autres. Tel est, en dernière analyse, l'acte essentiel de la nutrition. Le nerf qui préside à ces changements organiques est le grand-sympathique, et là où on ne découvre plus ses rameaux, la physiologie nous a mis à même de les supposer.

Le régime végétal influence nécessairement cette chimie vivante, soit par les troubles que l'aglobulie consécutive imprime aux fonctions du nerf, soit par les autres changements apportés dans la constitution du sang.

Le nerf, le support solide et le sang sont les organes de la nutrition. Le nerf est la force vivante qui
conduit les matériaux, le sang les renferme, le solide
est le support des changements.

La force est influencée par le sang, le solide subit
l'influence de la force et du sang, le sang porte la
substance et influence et la force et le support.

L'étude du sang devra donc conduire à celle de la
nutrition. Malheureusement cette étude est peu avancée : on ne connaît que des résultats.

Les carnivores, ni l'homme ne pourraient exister
longtemps sous l'influence d'une alimentation végétale
exclusive, c'est-à-dire, sans aucunes substances azotées. Le premier phénomène qui se présente est l'amaigrissement. Avec l'amaigrissement vient la décoloration des tissus, les globules s'usent. Des névroses se
développent, les urines deviennent claires et abondantes, la faiblesse musculaire s'ajoute à ces symptômes. Bientôt il se manifeste des phénomènes analogues
à ceux que l'on observe chez les animaux que l'on fait
périr de faim : l'estomac s'enflamme et s'ulcère, la
diarrhée se déclare, les cornées se ramollissent et se
perforent, etc... Si on continue l'expérience, l'animal
devient d'une maigreur extrême ; et chose remarquable ! au milieu de l'atrophie de tous les organes,
le cerveau et les nerfs n'ont pas diminué de poids,
lorsque la mort arrive (CHOSSAT, de Genève). N'y-a-
t-il pas un rapport entre ce fait et la surexcitation
nerveuse qui accompagne l'aglobulie, l'amaigrisse-

ment, et qui se montre dans toutes les circonstances, où l'organisme se trouve placé sous l'influence de causes affaiblissantes ?

Quant à l'influence du régime végétal sur le développement des organes de la vie involontaire, je n'en dirai rien pour le moment. Les quelques observations que j'ai à faire à ce sujet, on les trouvera à l'article correspondant de la seconde partie.

CHAPITRE II.

DE L'INFLUENCE DU RÉGIME VÉGÉTAL SUR LES ORGANES ET
LES FONCTIONS DE LA VIE DE RELATION.

Le système nerveux de la vie de relation est constitué par le cerveau, la moëlle et les nerfs qui en sortent.

Les fonctions de cet appareil sont la sensibilité, la myotilité et l'intelligence. La sensibilité met en *relation* l'animal avec le monde extérieur.

La myotilité exécute les mouvements sollicités par la sensibilité.

L'intelligence coordonne les mouvements et la sensibilité, par le jugement et la volonté.

Le cerveau et la moëlle renferment deux substances très-différentes par leur structure et leurs couleurs : la substance grise et la substance blanche. La première a pour fonctions la sensibilité et l'intelligence ; la seconde a pour fonctions les mouvements.

Les nerfs sont de-deux sortes, sensitifs et moteurs. La plupart sont constitués par les deux ordres de filets : leur double origine est toujours distincte. Ce système communique largement avec le grand-sympathique.

A mesure que l'on descend l'échelle zoologique, cet appareil diminue d'importance et se simplifie. Chez les animaux inférieurs, tout porte à croire que les nerfs qu'on y rencontre, ne sont autre chose qu'un grand-sympathique.

ARTICLE I.er

De l'influence du régime végétal sur la locomotion.

Le premier effet d'une alimentation végétale sur la myotilité, est de déterminer une grande faiblesse musculaire. Le sujet de l'expérience se plaint de ne pouvoir prendre autant d'exercice, ou de ne pouvoir vaquer à ses affaires, comme avant son nouveau régime. Après quinze jours d'une nourriture végétale, un homme robuste, affecté de gravelle, ne pouvait plus faire que la moitié de la route qu'il faisait avant de se soumettre à ce régime ; et encore, faut-il dire que cet homme prenait quelques aliments azotés.

Cette alimentation ne pouvant être continuée long-temps sans s'accompagner de la diminution des globules, la myotilité est bientôt influencée par ce nouvel état du fluide sanguin.

La faiblesse musculaire, la lenteur des mouvements, une sorte de paresse invincible, comme chez
les chlorotiques, accompagnent parfois la diminution
des globules. Le malade aime à rester tranquille ;
l'activité et le mouvement lui font peur.

Parfois au contraire, la myotilité semble surexcitée; mais en analysant avec soin les symptômes, on
voit que cette surexcitation est locale ou suivie d'un
grand abattement.

L'aglobulie présente tous ces phénomènes.

Les chlorotiques sont faibles, paresseuses et indo-
lentes ; il en est de même des hypochondriaques. Les
personnes qui viennent de perdre beaucoup de sang,
présentent tantôt de la résolution musculaire, tantôt
des convulsions; ordinairement, ces phénomènes alter-
nent. Ces symptômes sont encore plus prononcés dans
l'hystérie. Ici, le système musculaire semble avoir
perdu sa puissance contractile, et les malades sont
comme si elles étaient mortes; là, elles sont prises de
convulsions si violentes, qu'on a peine à se figurer
comment leurs os et leurs tendons résistent ! Des muscles peuvent être convulsés, et d'autres paralysés.
Le cœur, l'estomac et d'autres organes témoignent
parfois, par leurs manifestations, d'un excès de myo-
tibilité, tandis que le système musculaire de la vie de
relation semble l'avoir totalement perdue. L'inverse
arrive également : qui n'a pas été frappé de l'état calme
du cœur pendant les plus atroces attaques de nerfs ?

Ces phénomènes aglobuliques sont analogues à ceux

que présente la calorification dans les mêmes circonstances. Les pieds sont glacés et la tête est brûlante,
l'intérieur des mains brûle et les doigts sont froids
aujourd'hui la peau toute entière est chaude, demain
elle ressemble à celle d'un cadavre.

Sous l'influence de l'alimentation végétale, les muscles diminuent de volume , soit que cette diminution
porte sur leurs fibres, soit qu'elle porte sur la graisse
qui les sépare. Je n'ignore pas que chez les herbivores, les masses musculaires sont en général très-dé-
veloppées ; mais il faut réfléchir à l'énorme quantité de
matériaux nutritifs qu'ils engloutissent journellement :
un bœuf de taille moyenne peut manger dans les vingt-
quatre heures 80 livres de foin, et près de 300 livres
de trèfle ! Proportions gardées, un lapin mange davantage encore. Les herbivores sont les appareils où
les végétaux se transforment en matière animale : ils
étaient indispensables dans l'ordre primordial de la nature. C'est avec juste raison que Haller a dit : entre le
gramen et le lion, est le bœuf qui mange l'un, et est
mangé par l'autre.

ART. II.

**De l'influence du régime végétal sur la voix et sur les phéno-
mènes physiques de la respiration.**

En général, une constitution athlétique correspond à
une poitrine large, à des poumons bien développés.
Un sang plus abondant, plus riche en globules, devant
traverser l'organe pulmonaire, lui donne de l'ampleur
et de la puissance, en raison même de l'activité qu'il
imprime à la fonction. Il en résulte que les sujets mal
nourris ont une poitrine mal développée, car les globules du sang, peu abondants, mettent faiblement en
jeu l'activité des organes respiratoires, et comme les
parois de la poitrine représentent et suivent le développement du poumon, il s'en suit qu'elles ne prennent
jamais de grandes proportions.

Quand l'aglobulie est portée à un haut degré, les
malades peuvent devenir aphones (aphonie hystérique).
Je rapporte plus bas une observation remarquable de
ce symptôme aglobulique.

Chez des femmes qui avaient été délabrées par un
régime végétal, continué longtemps pour les guérir de
prétendues gastrites, mais qui n'avaient pas une anémie avancée, j'ai observé plusieurs altérations de la
voix.

Deux jeunes dames de 25 ans, étant traitées pour
une phthisie laryngée commençante, je les ai guéries
avec du fer et de la viande.

8

Dans ces circonstances, la voix peut se voiler ou devenir fausse : c'est très-fréquent.

L'aphonie nerveuse présente plusieurs variétés. Quand elle est complète, la malade fait signe qu'elle ne peut parler et n'essaie même pas d'articuler.

Cette aphonie est ordinairement intermittente ; elle cesse et se renouvelle pendant la durée de la maladie, sans cause appréciable.

Marie Goulard, âgée de 28 ans, domestique, est malade depuis cinq ans. Sa constitution paraît déla-brée, elle est pâle et porte sur sa figure l'empreinte de la souffrance. Employée comme domestique dans plusieurs maisons, la maladie l'a toujours obligée à quitter son service. Maintenant, elle habite chez ses parents, paysans très-pauvres ; elle y vit dans la plus grande misère.

Elle se plaint de douleurs vives au creux de l'esto-mac, de mal de tête et de battements de cœur. Son mal remonte à plusieurs années.

Ses muqueuses sont décolorées , son appétit est perdu. Il n'y a pas de soif anormale. Le ventre est souple et insensible, la constipation est opiniâtre. Il se développe à des époques indéterminées une grande quantité de gaz dans l'estomac ; elle les rejette par la bouche et ils entraînent souvent les aliments. Le vo-missement n'a lieu que dans cette circonstance. L'es-tomac est très-douloureux.

Les urines sont claires et ressemblent à de l'eau.

Les règles paraissent chaque mois, mais peu abon-dantes et décolorées.

Les battements de cœur sont éclatants, sans bruit anormal. Le pouls est faible, filiforme et régulier. Il n'y a pas de bruit de diable dans les vaisseaux du cou.

L'auscultation ni la percussion ne décèlent rien dans la poitrine.

L'intelligence est obtuse; les organes des sens paraissent sains; il n'y a pas de convulsions. Cependant, lorsque j'ai voulu l'ausculter, émue de ce que j'appliquais ma tête sur la paroi antérieure de sa poitrine, elle a éprouvé une attaque de nerfs qui a duré demi-heure.

Elle a le sentiment d'une boule qui part de l'estomac, remonte le long du cou et s'arrête au gosier.

Les douleurs de tête et la gastralgie sont très-vives.

Cette femme reste le plus souvent au lit pour éviter le froid qui s'empare d'elle aussitôt qu'elle se lève.

Son sang ne renferme que 43,28 en globules, ce qui doit étonner, car elle n'a positivement pas de bruit de diable dans les vaisseaux du cou.

Prescription : ferrugineux, tisanes amères, nourriture animalisée, vins, etc.

Je ne revis Marie Goulard que deux mois après. A cette époque, elle était plus malade : elle ne sortait plus de son lit et *avait entièrement perdu la voix*. Elle faisait signe qu'elle ne pouvait parler, qu'elle souffrait dans le creux de l'estomac, etc.

Je conseillai la continuation de la médication indiquée plus haut. Je prescrivis en outre de la digitale. Elle resta muette trois mois. Sa voix ne revint pas graduellement, mais subitement; c'est ainsi qu'elle l'avait perdue. Depuis lors sa santé s'est améliorée.

ART. III.

De l'influence du régime végétal sur les sensations.

Lorsque l'aglobulie a été la conséquence de cette alimentation, les organes des sens éprouvent des perturbations remarquables.

En premier lieu, leur action et leur excitabilité sont augmentées : l'œil redoute une lumière légère, l'oreille les sons aigus. L'odorat, le goût et le tact peuvent acquérir une grande finesse. L'exaltation des sens peut être portée à ce point qu'ils rentrent en action sous l'influence de l'excitant le plus léger, qui n'agirait pas dans l'état de santé. Souvent même il y a perception sans corps extérieur apparent. Dans ce cas, ou la perception est fausse, ou l'objectif n'est pas appréciable aux sens des personnes qui sont à l'état normal.

Les odeurs les plus légères, les saveurs les plus habituelles peuvent produire sur les aglobuliques des résultats inexplicables. L'odeur du réséda, des œillets, de la giroflée a pu donner des syncopes et des convulsions ! Une de mes malades, affectée d'hystérie, était toujours poursuivie par une odeur cadavéreuse. La plupart des aglobuliques entendent mille bruits : des sifflements, des bourdonnements, des cloches, des cigales, des moulins, des courants d'eau, etc. Ces bruits peuvent dépendre des vaisseaux, et alors les os du

crâne servent de sthétoscope, mais cela n'est pas toujours ; car il arrive qu'à l'auscultation, les vaisseaux
ne présentent rien.

Cette surexcitation sensoriale peut être suivie de
paralysie du sens. Les aglobuliques deviennent souvent
sourds et aveugles : cet état succède aux bruits étrangers et aux mouches voltigeantes qui les ont tourmentés longtemps. J'ai soigné une femme de quarante-
cinq ans environ qui a perdu l'odorat, et par suite une
grande partie du goût, après avoir eu ces organes
fortement surexcités pendant plusieurs années. Nous
avons vu les organes musculaires présenter les mêmes
phénomènes : après les convulsions hystériques, survient la paralysie.

Remarquons combien ces faits justifient le principe
que nous avons essayé de poser en commençant ce
travail : les manifestations fonctionnelles du système
nerveux et les manifestations fonctionnelles du système
sanguin sont en raison inverse. Que voyons-nous ici ?
L'aglobulie coïncidant avec des sensations fines, délicates et exaltées, si exaltées même qu'il peut y avoir
sensation sans l'intervention d'un objet extérieur appréciable. Dans la suite de cet ouvrage, nous verrons
que le contraire arrive sous l'influence d'un régime
trop réparateur et de la polyglobulie. Ces faits sont, il
me semble, une confirmation évidente de la proposition
que nous rappelions tout-à-l'heure.

—

ART. IV.

De l'influence du régime végétal sur les fonctions du cerveau et par conséquent sur le moral.

Le régime végétal diminue la puissance fonctionnelle de l'organisme. Les globules disparaissent en
partie; par suite, *la vie languit*, c'est-à-dire que les
organes recevant un sang moins riche en globules,
leur puissance fonctionnelle s'affaiblit. On ne peut entendre autrement l'action du régime végétal sur l'économie. Les fonctions sont le résultat des organes; les
organes sont mis en jeu par les nerfs et le sang, réunis
en un seul appareil vasculo-nerveux ; si vous diminuez
sa force en affaiblissant l'une de ses parties constituantes, vous devez nécessairement diminuer les productions, les résultats des organes. Comme nous
l'avons déjà établi, les manifestations du système nerveux s'exalteront en raison même de la diminution des
globules, il semblera qu'il y a surexcitation de la puissance de l'organe, il n'en est rien. Cette exaltation des
nerfs ne peut suppléer aux globules qui manquent :
c'est une sorte de révolte impuissante.

Quand on meurt d'hémorrhagie, on meurt avec des
convulsions. La myotilité excitée pour un instant ne
tarde pas à s'anéantir. Les palpitations et les contractions violentes du cœur n'empêchent pas les extrémités
de rester froides.

Les hystériques ont des convulsions, et ne peuvent

supporter souvent le travail le plus léger, leur cœur
bat fréquemment et elles ont toujours les pieds froids.
Leurs yeux, leurs oreilles, leur odorat et leur goût
sont surexcités, mais elles ne peuvent se servir longtemps de ces organes sans la plus grande fatigue, et
ils finissent par se paralyser.

Sous l'influence de l'aglobulie, la nervosité des organes est donc surexcitée, mais leur puissance fonctionnelle est en définitive affaiblie. Il ne faut pas ou-
blier ce principe si l'on veut comprendre l'influence
du régime végétal sur les fonctions du cerveau, c'est-
à-dire sur le moral.

Trois grandes fonctions sont départies à l'encéphale :
la myotilité, la sensibilité de relation et l'intelligence (1).
Nous avons examiné dans un article précédent ce que
devient la myotilité, lorsque l'homme est soumis au
régime végétal, et que son sang s'est appauvri : nous
avons vu qu'à la faiblesse succédaient bientôt les convulsions et en dernier lieu le collapsus et même la paralysie. La sensibilité de relation et l'intelligence nous
présenteront des modifications analogues.

Ce régime a sur les fonctions cérébrales, comme
sur toutes les autres, une action double.

1.° Il agit directement sur elles avant d'avoir modifié le sang ; 2.° il agit indirectement après avoir modifié ce liquide.

---

(1) Ces trois fonctions sont du moins celles qui dérivent immédiatement du cerveau.

De là deux effets : directs et indirects.

Les effets directs sur la sensibilité de relation sont inappréciables ; il n'en est pas ainsi des effets indirects. L'aglobulie fait naître des névralgies : les conducteurs de la sensibilité, qui dans l'état normal passent inaperçus dans nos tissus, laissent transsuder une portion de cette sensibilité qu'ils ont en excès et des traînées douloureuses tracent leur passage. Les organes qui reçoivent leurs nerfs de l'axe encéphalo-rachidien, reçoivent une plus grande somme de l'action nerveuse. Tous les nerfs peuvent être affectés de névralgies, mais la cinquième paire y est particulièrement sujette.

Les femmes qui, en général, ont le chiffre de leurs globules inférieur à celui de l'homme, sont plus particulièrement exposées à ces troubles de la sensibilité. Dans l'état normal, leur sensibilité est plus fine, plus délicate, plus développée : elles sont toujours sur les limites des névralgies. Le plus grand nombre même, si vous les interrogez avec soin, vous répondront qu'elles souffrent quelque part : ici, ce seront des maux de tête, des migraines, des douleurs dans le front ou dans les tempes ; là, des maux de reins, des agacements de nerfs ; celles-ci vous diront qu'elles ont des sifflements d'oreille, des battements de cœur ; celles-là, des gastralgies, des entéralgies, etc.... En un mot, il est rare de rencontrer une jeune femme qui n'ait bien quelque douleur, quelque souffrance. Cette surexcitation nerveuse résulte de l'état aglobulique qu'elles offrent toujours relativement à l'homme. Aussi supportent-elles mal les saignées, la diète, etc... ce qui a fait dire que la chlorose domine la pathologie de la femme (1). Nous savons que l'aglobulie développe également de la surexcitation nerveuse dans les branches du grand-sympathique, que telle est l'origine des névroses : nous n'y reviendrons pas.

Si le régime végétal n'avait pas une influence directe sur l'intelligence, il est évident qu'il en aurait une indirecte par l'intermédiaire des névroses que fait naître l'aglobulie; car elles sont souvent, comme nous le verrons plus loin, le point de départ de troubles intellectuels très-graves, des hallucinations.

Le premier effet, l'effet direct du régime végétal sur le moral de l'homme résulte du peu de calorique développé par la digestion des végétaux, et par suite du peu d'activité imprimée aux organes internes. L'activité organique diminue, les demandes des organes sont moins impérieuses, *certaines passions se calment.* C'est ainsi que l'on doit entendre l'action bienfaisante des fruits, des racines, du lait, etc... sur les passions. Les végétaux les calment de deux manières : 1.º en diminuant la calorification ; 2.º *probablement* en n'introduisant dans le sang aucun principe stimulant, comme font les substances animales ; mais ceci n'est qu'une hypothèse sans preuves à l'appui.

---

(1) La femme a plus de sensibilité, est plus nerveuse, est plus sujette aux maladies des nerfs que l'homme, parce qu'elle a moins de globules. Elle a moins de globules à cause de son hémorrhagie mensuelle : c'est la seule raison positive à donner, car toute hémorrhagie diminue les globules, et la femme perd chaque année trois livres de sang environ, sans compter les accidents.

La diminution de la calorification, suivant quelque probabilité, l'absence dans le sang de certains principes stimulants, les malaises épigastriques et la lassitude musculaire sont les seuls effets directs de l'alimentation végétale qui influent les fonctions intellectuelles. Ces effets diminuent l'activité organique. Un homme perd de son courage quand il sent que ses forces l'abandonnent, et quand il éprouve en moins cette chaleur interne qui naît de la digestion et de l'assimilation des matières animales. Les mêmes causes refroidissent l'enthousiasme; et chacun a bien éprouvé la justesse de ce vers d'Horace :

Sine Baccho et Cerere friget Venus.

Lorsqu'un homme, que la polyglobulie a conduit à l'apathie, se soumet à ce régime, les phénomènes qu'il présente sont différents. Les fonctions cérébrales de cet homme sont affaissées par l'abondance des globules, elles ne peuvent se manifester, elles ne jouissent pas de la plénitude de leur action. L'alimentation végétale en ne fournissant pas de nouveaux matériaux au sang, leur permet de se dégager, et alors le polyglobulique sort de son apathie. Ses passions sont plus vives, son esprit est moins lourd, ses idées se produisent mieux, son imagination est plus active.

Lorsque l'alimentation végétale a produit l'aglobulie, le moral est influencé d'une manière plus tranchée : ce sont les effets indirects.

Il faut considérer les effets de l'aglobulie :

1.º Sur les passions ;

2.º Sur les perceptions ;

3.º Sur les idées.

Les passions dépendent des besoins ; les besoins sont les demandes des organes. Un besoin n'est pas une passion, c'est une fonction à remplir ; pour que le besoin devienne passion , il faut qu'il soit exagéré. Le besoin peut être exagéré par la résistance qu'il éprouve ou par la volonté.

La perception est le pouvoir que possède le cerveau de se mettre en rapport avec les corps extérieurs par l'intermédiaire des sens. Les perceptions sont vraies ou fausses. Les premières sont le résultat d'une sensation réelle ; les secondes sont, ou le résultat d'une sensation fausse, ou le résultat d'une altération fonctionnelle du cerveau. Le jugement contrôle les perceptions. Quand il reconnaît qu'elles sont fausses, on les appelle hallucinations sensoriales ; si étant fausses il les juge vraies, ce sont les hallucinations proprement dites.

Les idées viennent des sensations perçues par le cerveau.

Les sensations sont de deux sortes : externes ou internes. Les premières nous sont fournies par les cinq sens, les secondes résultent de l'influence des organes internes sur l'encéphale. Les sensations externes mettent *le moi* en relation avec les corps extérieurs ; les sensations internes sont les avertissements que lui envoient les viscères.

Les idées sont des perceptions passées que le cerveau a le pouvoir de rappeler ; ce pouvoir s'appelle la mémoire. Les perceptions ainsi rappelées peuvent être associées, analysées, comparées, jugées, etc..., par les puissances ou facultés cérébrales ; ce sont les *facultés de l'âme*, qui ont reçu plusieurs dénominations.

Les perceptions-passées-rappelées ou les idées, sont donc le résultat d'une fonction cérébrale.

Cette fonction cérébrale est sous la double influence de la vie involontaire et de la vie volontaire. *Le rappel des perceptions passées* que l'on appelle encore formation des idées, sécrétion des idées, etc... *dépend de la vie involontaire.* Sous ce rapport, le cerveau fonctionne comme les autres organes que régit le grand-sympathique. *Les idées se forment continuellement :* nous ne pouvons pas ne pas penser ; le cerveau est continuellement en action comme le cœur ; comme les reins, sa sécrétion est continuelle. C'est ce que l'on appelle l'activité de l'âme. *Les idées se forment malgré nous :* quand nous voulons penser à un sujet, nous pensons souvent à un autre ; si nous ne fixons pas notre attention, nos idées changent à chaque instant. *Les idées se forment pendant que la vie de relation sommeille.* Le sommeil est le repos des organes volontaires ; pendant cet état, l'estomac, le cœur, les reins, etc.... fonctionnent : il en est de même du cerveau, les idées se produisent quand on dort, mais comme les facultés volontaires sont suspendues, il en résulte la non-association, l'incohérence.

Les fonctions cérébrales volontaires sont *la volonté*, *l'attention*, *le jugement*, *la généralisation*, etc., c'est-à-dire, le cerveau a la puissance de mettre en œuvre par différents procédés, les perceptions passées qu'il rappelle sans cesse. Si les idées se forment continuellement, *il peut* rejeter les unes, retenir les autres ; les associer, les analyser, les juger ; si les idées se forment malgré sa volonté, il peut cependant rappeler celles qu'il veut.

Le sommeil est l'inactivité des organes volontaires.

Les songes sont les idées produites sans le contrôle des facultés volontaires.

Les *hallucinations* sont des idées ou des perceptions passées et rappelées, prises pour des perceptions actuelles résultant de sensations réelles et actuelles. Les hallucinations les plus légères et les plus fugaces sont celles qui surviennent quand on ne fixe pas l'attention : on rêve éveillé. L'imagination ou fantaisie, peut être considérée comme une série de perceptions-passées-rappelées qu'on laisse se succéder en dehors des fonctions cérébrales volontaires.

Les songes sont des hallucinations normales.

Les paroxysmes des passions s'accompagnent d'hallucinations. Il en est de même des maladies organiques du cerveau et de ses membranes ; de l'intoxication par l'alcool, l'éther, etc...; de l'asphyxie, de la congestion cérébrale, etc... Dans tous ces cas, il se produit des *hallucinations* quand les facultés volontaires sont effacées par une lésion organique qui, le plus souvent, est une hyperémie encéphalique. Prenons pour exemple l'éther, l'alcool ou le chloroforme. Sous l'influence de ces agents, le premier phénomène qui se présente est l'excitation. Cette excitation résulte et de la substance elle-même qui excite la fibre cérébrale et de son influence sur le cœur. Le second phénomène que l'on remarque, c'est l'annihilation des facultés volontaires qui, avant de se suspendre, se troublent de plus en plus. La congestion cérébrale est encore incomplète. Le troisième phénomène, c'est la cessation totale de la vie cérébrale. Les fonctions volontaires, la sécrétion involontaire des idées, la myotilité et la sensibilité sont anéanties. La congestion cérébrale est complète, et de plus, les globules du sang artériel sont noirs, comme ceux du sang veineux (Amussat).

Les sensations internes déterminent la formation d'une série d'idées. Lorsque ces sensations ne représentent pas les conditions réelles de l'organe, elles constituent ce que l'on a appelé des *hallucinations viscérales*. Ces hallucinations viscérales peuvent être *fausses* ou *vraies*, suivant l'appréciation qu'en fait le cerveau.

Ceci posé, voyons quelle est l'influence de l'aglobulie sur les fonctions cérébrales.

Les passions étant le cri des organes dont les fonctions éprouvent de la résistance pour s'exécuter, sont calmées par l'aglobulie. Si parfois elles semblent exagérées, c'est que l'action organique a été faussée par la diminution des globules, qui a produit de la surexcitation nerveuse. Il ne paraît cependant pas en être

toujours ainsi des passions dont l'origine est dans le
cerveau ; ces passions sont diversement influencées par
l'état des viscères. Je prends des exemples : les passions amoureuses de l'homme sont calmées par l'aglobulie, parce que le sperme est influencé dans sa quantité et dans sa qualité par cet état du sang. Il en sera
de même de la passion pour la bonne chère : assurément elle diminuera quand le suc gastrique sera impropre à la digestion de nombreux mets., ou quand
l'estomac sera névrosé. L'avarice, qui n'est au contraire que l'exagération du sentiment de la propriété,
que chacun possède dans son encéphale, sera exaltée.
Peut-être cette exaltation tient-elle à la surexcitation
nerveuse, mais à coup sûr, elle est influencée par l'état
des viscères. L'homme qui sent ses forces s'épuiser,
qui comprend que son énergie disparaît, s'attache plus
fortement à l'argent, et devient avare à mesure qu'il
croit plus difficile pour lui d'acquérir des richesses.
L'inverse arrive pour l'homme courageux ; moins il se
sent fort, moins il est entreprenant.

Les perceptions des aglobuliques sont délicates, fines et très-mobiles. Ces personnes voient les objets
sous toutes leurs faces et très-rapidement. C'est ce
qui arrive à un grand nombre de femmes. Mais ces
avantages sont contrebalancés par leurs résultats sur
le jugement, l'association des idées, la généralisation,
la mémoire et plusieurs autres facultés de l'âme.

Les idées ou, comme nous l'avons établi, les perceptions-passées et rappelées se forment très-rapidement

chez les aglobuliques. Mais si elles se forment rapidement, elles se succèdent rapidement aussi et sont par
conséquent mobiles. Cette mobilité empêche l'action
des fonctions cérébrales volontaires, et il en résulte
une foule d'inconvénients pour les fonctions de l'intelligence. L'indécision, la versatilité, les faux jugements
sont des conséquences inévitables de la mobilité des
idées.

Les facultés volontaires cérébrales diminuent à mesure que l'aglobulie augmente. L'affaiblissement de ces
facultés dépend surtout de la surexcitation des facultés
involontaires. Il est évident que leur développement
dans ces circonstances est en raison inverse; car, plus
les idées se succèdent avec rapidité, moins l'analyse
et le jugement ont de prises sur elles. L'imagination
seule en retire de l'avantage, mais si ces phénomènes
cérébraux sont exagérés, cette faculté elle-même
perd de sa puissance et se rapproche de la folie.

La mobilité du rappel des perceptions passées, la
vivacité de l'imagination, ont un résultat analogue sur
tous les aglobuliques. Ce résultat varie quant à son intensité. Si la diminution des globules du sang n'agissait
pas sur tous les organes, et n'influençait que la mobilité des idées, il est possible que, cette mobilité même
n'étant pas exagérée, il en résultât des avantages pour
l'intelligence. Mais il n'en est pas ainsi. Les autres organes ont été frappés, des névralgies tourmentent sans
cesse le sujet, ses souffrances sont sa préoccupation
continuelle. L'attention étant continuellement appelée

sur ce sujet, elle alimente la mobilité des idées. Les aglobuliques sont tristes ; cette tristesse s'accompagne d'abattement intellectuel, comme s'ils ne voulaient pas lutter contre le flux d'idées qui les assiègent parce qu'ils ne peuvent le maîtriser. S'ils essaient de fixer leur attention, de s'appliquer à une étude ou à une affaire, ils y réussissent mal, ils sont sans cesse débordés, ils ne veulent plus lutter. Leur caractère devient mélancolique et inquiet ; les joies qu'ils goûtaient autrefois leur paraissent fades ; ils semblent se complaire dans l'ennui. Si vous leur demandez pourquoi ces changements, pourquoi cette tristesse ? Ils vous répondent qu'ils n'en savent rien, qu'ils ne se l'expliquent pas, qu'ils ne peuvent faire autrement, que leur volonté est impuissante pour la surmonter. Tel est le début des phénomènes moraux produits par l'aglobulie. Ils peuvent rester stationnaires, mais le plus souvent ils ne sont que le prélude d'une succession de symptômes plus graves.

Des névralgies se sont développées ; des névroses du cœur, de l'estomac, des intestins ajoutent leurs tourments à l'état moral de l'aglobulique. Les idées tristes se multiplient ; elles ont naturellement de la tendance à s'arrêter sur ces souffrances physiques. La gastralgie, la perte d'appétit, les entéralgies, les palpitations du cœur, les toux nerveuses, etc... l'un ou plusieurs de ces symptômes attirent spécialement son attention. Il scrute, interroge toutes les souffrances de l'organe et finit par se figurer qu'il est porteur d'une maladie mortelle. Dès-lors sa tristesse, son ennui,

9

ses douleurs sont expliquées ; elles sont pour lui le résultat de l'altération de son organe, et il tombe dans *l'hypochondrie*. Les hypochondriaques ont tous les symptômes de l'aglobulie : les flattulences, les battements du tronc cœliaque, les palpitations de cœur, les maux de tête, les névralgies, les névroses de l'estomac, etc... Ces symptômes sont ceux de l'aglobulie qui a surexcité les fonctions cérébrales involontaires, et ils contribuent à entretenir le mal. Le traitement de l'hypochondrie doit donc être dirigé dans le but de les faire disparaître.

Si les perceptions passées qui se représentent à l'esprit sont toujours des perceptions douloureuses ; si le jugement est perverti à ce point, que les malades croient leur mort assurée, le seul remède qui se présente à eux est de sortir d'une vie si misérable. Mais que d'indécision, que de versalité, que de combats avant de se décider ! Cette idée revient sans cesse, on la tourne sous toutes les faces ; c'est en vain qu'on la redoute, qu'on veut la fuir, elle est toujours là présente ; elle obsède jour et nuit le malheureux hypochondriaque, qui finit souvent par se décider au *suicide*.

Les femmes aglobuliques ne présentent pas ordinairement ces phénomènes. Habituées à souffrir, elles ne s'épouvantent pas pour quelques battements de cœur ou pour des maux d'estomac. Leur tristesse est souvent remplacée par des excès de folle joie : chez elles, les pleurs et les éclats de rire se succèdent sans transition. Leur tristesse s'accompagne d'une grande indécision dans l'esprit, d'une grande versalité dans les jugements et d'une certaine aigreur dans le caractère. Après cinq, dix, vingt ans de souffrances, les malheureuses aglobuliques finissent par se persuader que leur état est l'état normal pour elles, et que rien au monde ne pourrait les modifier avantageusement. Leurs maux de tête incessants, leurs gastralgies, leurs attaques de nerfs, etc..., sont des phénomènes avec lesquels elles se familiarisent et qui les accompagnent dans la tombe. J'en ai connu (tous les praticiens ont vu des cas analogues), qui, après avoir usé vingt ans d'un régime végétal, des antiphlogistiques et des calmants, après avoir essayé de toutes les tisanes rafraichissantes possibles, après avoir supporté deux cents saignées (1) et plusieurs milliers de sangsues, n'abandonnent qu'avec peine ces moyens inutiles. Cet état morbide est en tous points digne de l'attention de l'observateur. Ce sont ordinairement des femmes sèches et maigres, dont les traits ou, pour mieux dire, les rides annoncent une souffrance incessante. Elles ont une tendance invincible à parler de leur mal; elles en fatiguent tout le monde et racontent mille et mille fois qu'elles ont le sang âcre, acide; qu'une gastrite chronique les dévore, que les aliments les plus légers enflamment leurs intestins, que leurs nerfs ne leur laissent aucun instant de repos. Sans cesse occupées d'elles-mêmes, les ouvrages habituels à leur sexe les fatiguent ou les dégoûtent; elles passent leur vie à se lamenter, à gémir,

---

(1) *La Gazette des Hôpitaux* (année 1844), a rapporté l'observation d'une hystérique saignée 3,000 fois en trente ans.

à médire des gens qui les environnent, à les mal me-
ner quand elles en ont le pouvoir ; elles trouvent à
redire à tout, rien n'est bien. Elles sont très-malheu-
reuses et rendent malheureux ceux que le devoir, la
position ou tout autre motif obligent d'habiter avec
elles.

Les fonctions cérébrales involontaires surexcitées
par l'aglobulie peuvent, dans certaines circonstances,
annihiler les fonctions volontaires : le *rappel des perceptions-passées peut être pris pour des perceptions actuelles résultant de sensations réelles.* Les hallucinations
ne sont pas, en effet, un phénomène rare chez les personnes nerveuses. Ordinairement sensoriales comme
les bluettes colorées ou noires qui passent devant les
yeux, les bruits variés que le malade entend, les
odeurs et les saveurs de toute espèce qu'il éprouve,
ou viscérales comme les sensations insolites éprouvées
dans l'estomac, les intestins, le cœur, etc... sous l'influence des névroses de ces organes, les hallucinations
peuvent être véritables et cérébrales. Les sensations
variées que les aglobuliques ressentent dans les organes intérieurs, les névralgies qui les tourmentent ;
leurs palpitations, leurs sifflements d'oreille ; les bruits
intestinaux, les flattulences en sont les causes occasionnelles. Les uns voient des mouches, des insectes
de formes variées, des êtres fantastiques qui les ré-
jouissent, les amusent et plus souvent les tourmentent. Les autres entendent des cloches, des ruisseaux,
des paroles, des chants, des cris, des menaces ; on
leur parle, on les excite à commettre des actions cou-

pables. On en voit journellement qui, sentant des phénomènes insolites se passer dans leur corps, s'ima-
ginent renfermer des vers, des serpents, de grands
animaux, etc.

Dans certaines circonstances, les idées des aglobuliques surexcitées, et se représentant sans cesse,
leur donnent des hallucinations imparfaites, qui ont de
singuliers résultats : cela s'observe surtout chez les
femmes. Elles deviennent aveugles dans leurs haines,
comme dans leurs amours. Si leurs pensées sont tour-
nées vers la religion, les vérités les plus terribles,
comme les plus consolantes, sont exagérées par ces
cerveaux malades ; elles deviennent *mystiques* et tombent dans des craintes pusillanimes ou ont des espérances extraordinaires. Les unes voient toujours à
côté d'elles l'enfer et ses myriades de démons, les autres contemplent dans l'extase les jouissances pures
et divines qu'elles goûteront bientôt dans la gloire de
Dieu. Les premières tombent dans un sombre désespoir ; les secondes concentrent tellement toute leur vie
dans des idées de béatification, qu'insensibles aux excitants terrestres, elles tombent dans *l'extase* (extase
hystérique), et offrent alors les phénomènes variés dé-
crits par plusieurs auteurs au sujet de cet état particulier.

Si l'aglobulie n'est pas arrêtée dans sa marche, les
fonctions cérébrales volontaires, souvent, finissent par
s'affaiblir au point que la folie éclate. Sans avoir cette
cruelle conséquence, la diminution des globules plonge
presque toujours le sujet dans une sorte d'imbécillité.

La tristesse, l'ennui, le découragement, l'hypochondrie, le suicide, les hallucinations, l'extase, la
folie même..., tels sont les tristes symptômes qui se
succèdent chez les aglobuliques, et qui s'observent si
souvent chez ces personnes qui, par une triste habitude, par besoin ou *par théorie,* ont laissé tarir les forces de leur estomac, et consommer leurs globules en
usant pendant plusieurs années d'un régime végétal
et débilitant.

APPENDICE.

L'alimentation végétale détermine la diminution des globules sanguins; l'aglobulie détermine des troubles nerveux; ces troubles nerveux peuvent exister isolément ou se grouper diversement pour produire un ensemble de symptômes.

Dans le premier cas, l'aglobulie détermine une simple névralgie; dans le second, une névrose.

Il suit de là que la chlorose, l'hystérie, l'hypochondrie, les névralgies et le plus grand nombre des accidents nerveux reconnaissent une seule et même cause : l'aglobulie.

Cette assertion est d'une importance trop grande pour qu'il ne me soit pas permis de la prouver dans ce mémoire.

Je vais mettre en regard et comparer les principales manifestations morbides attribuées généralement *aux vices et aux troubles de l'influx nerveux, à la perturbation et à la surexcitation nerveuse*, manifestations morbides que l'on désigne le plus souvent sous les noms de *névroses, de maladies nerveuses*. Ce sont l'hystérie, l'hypochondrie, les névroses de l'estomac, celles du cœur et des intestins, etc... Je comparerai avec ces états morbides deux autres groupes de symptômes :

1.º La *chlorose*, naguères considérée comme une névrose par plusieurs auteurs ; mise aujourd'hui, surtout depuis les travaux d'Andral, au nombre des maladies du sang ;

2.º Les manifestations symptômatiques des *hémorrhagies* soit aiguës soit chroniques.

Nous aurons donc trois groupes symptômatiques qui, au premier abord, paraissent très-dissemblables :

1.º *Les maladies nerveuses*, dont on ignore le siége et les altérations pathologiques ;

2.º La *chlorose*, considérée par le plus grand nombre comme le résultat de la diminution des globules sanguins ;

3.º Les manifestations symptômatiques des *hémorrhagies*, que *l'on est obligé* de considérer comme le résultat de la diminution des globules, puisque toute hémorrhagie diminue les globules sans diminuer les autres matériaux du sang (1).

Il faut démontrer que ces manifestations morbides ont les mêmes symptômes, la même marche et la même terminaison ; que leur étiologie est analogue ; que leur anatomie pathologique est identique, et que le même traitement les fait disparaître.

Je mets en regard sur deux colonnes les analogies et les différences pour qu'on puisse les suivre plus facilement.

ANALOGIES ET RESSEMBLANCES DES SYMPTOMES.	DIFFÉRENCES.
Les manifestations symptômatiques de ces trois groupes sont de deux ordres : les unes appartiennent aux organes de la vie végétative, les autres aux organes de la vie de relation.	

1.º Manifestations symptômatiques de la vie végétative.

Tube digestif : muqueuse buccale décolorée ; constriction pharyngienne, sentiment d'une boule qui, partant de l'estomac, vient se fixer dans les environs du pha-	Le sentiment de boule est habituel aux hystériques.

---

(1) La fibrine diminue lorsque l'hémorrhagie est extrême. Les matériaux solides du serum se reconstituent avec la plus grande facilité.

Analogies et ressemblances.	Différences
rynx; peu d'appétit, appétit désordonné, appétit dépravé; vomissements de matières glaireuses et d'eaux fades, vomissements spasmodiques; douleurs gastralgiques très-variées; douleurs entéralgiques; développement anormal de gaz; mouvements intestinaux; constipation.	L'appétit dépravé se rencontre surtout chez les chlorotiques.
Système circulatoire : pouls fréquent et petit, pouls nerveux; palpitations du cœur, bruits de souffle au premier temps; bruits artériels et veineux; palpitations de l'aorte, du tronc brachio-céphalique, du tronc cœliaque; pâleur de la peau; œdème.	Les bruits vasculaires caractérisent la chlorose et les hémorrhagies. La peau des chlorotiques est jaune-verte ($\chi\lambda o\rho o\varsigma$). C'est une teinte blanche mêlée de vert : du reste, dans les hémorrhagies chroniques, la peau acquiert cette couleur.
Phénomènes chimiques de la respiration : respiration fréquente, besoin d'air; essoufflement pour marcher, courir, monter un escalier; accès d'asthme.	Les accès d'asthme se voient surtout chez les hystériques.
Sécrétions : urines claires, renfermant peu d'acide urique; salivation plus ou moins abondante.	
Calorification : la calorification toujours diminuée : froid aux pieds, aux genoux, aux mains, au nez... en général aux extrémités.	
Nutrition : amaigrissement.	Si l'on observe un certain embonpoint chez les personnes nerveuses, c'est plu-

Analogies et ressemblances.	*Différences.*
	tôt de la *bouffissure*. Les hystériques à forme convulsive font exception. C'est qu'alors la diminution des globules n'est que relative. Des personnes polyglobuliques peuvent avoir des convulsions sous l'influence d'une saignée, par le même motif.
Système génital : dysménorrhée, aménorrhée, stérilité.	

2.º *Manifestations symptômatiques de la vie de relation.*

Myotilité : affaiblissement musculaire ; convulsions ; paralysies locales et passagères.	Les convulsions s'observent habituellement chez les hystériques et les personnes qui ont eu des hémorrhagies.
Sensations : exaltation de la vue, myodepsie, amblyopie, amaurose.	Ces phénomènes s'observent surtout chez les hystériques.
Exaltation de l'odorat, perceptions d'odeurs sans excitants extérieurs. Mêmes troubles du côté de l'ouïe.	Très-souvent ils sont une conséquence des hémorrhagies.
Exaltation de la sensibilité tactile ; perversion et abolition de cette faculté.	
Sensibilité de relation : exaltation, perversion et abolition de cette sensibilité ; névralgies, hémicranies et migraines.	Le clou hystérique n'est qu'une névralgie circonscrite.
Phénomènes physiques de la respiration : voix voilée, aphonie.	Hystérie et hémorrhagie.

Analogies et ressemblances.	*Différences.*
Intelligence : exaltation des phénomènes involontaires : mobilité des idées, versatilité; pertes passagères de l'intelligence, perte du jugement ; rires et pleurs involontaires; idées tristes, craintes de la mort, maux imaginaires; hallucinations , imbécillité , folie.	Les maux imaginaires caractérisent l'hypochondrie.

En résumé, il y a donc fort peu de différences entre ces trois groupes de manifestations symptômatiques, et même ces différences peuvent souvent s'expliquer soit par l'âge, soit par le sexe, soit par l'intensité de l'aglobulie.

La sensation de boule qui remonte le long de l'œso-phage, se rencontre principalement chez les hystériques. C'est excessivement vrai, mais étudions ce phénomène : les malades, disent-elles toujours, qu'elles sentent une boule qui remonte du creux de l'estomac au cou? Non certainement , parfois le phénomène est moins tranché : c'est un sentiment de gêne le long du cou, c'est une simple constriction pharyngienne. Souvent, c'est une sensation si légère , que les malades l'attribuent à une légère irritation pharyngienne ou bien à quelque corps étranger très-délié, un peu de mie de pain , par exemple, une arète de poisson, un cheveu qui se serait fixé à leur gosier. Eh bien ! ces sensations de constriction pharyngienne, vous les trouverez non-seulement chez les hystériques , mais encore chez les hypochondriaques, les chlorotiques , les gastralgiques, les personnes nerveuses.

Le goût dépravé se rencontre surtout chez les chlo-rotiques. Il est vrai que ce sont surtout les jeunes filles chlorotiques qui mangent des cendres, des araignées, de la craie, des épingles, etc..., mais les hystériques n'ont-elles pas aussi le désir de manger des aliments aigres, acides, végétaux ? N'est-ce pas ce que préfèrent également les névralgiques, gastralgiques, etc..., les hypochondriaques ?

Les bruits vasculaires caractérisent la chlorose et se rencontrent chez les personnes qui ont eu des hémorrhagies. Oui, parce que chez ces sujets, l'aglobulie peut être très-forte (50, 40, 30, 21); mais aussi il n'y a souvent que du souffle, comme chez la pluralité des hystériques, chez beaucoup d'hypochondriaques et de personnes nerveuses. Enfin, ce phénomène peut ne plus devenir sensible, c'est lorsque les globules ne sont pas très-abaissés.

La peau des chlorotiques est jaune-verte. Cette teinte de la peau existe toutes les fois que le chiffre des globules est très-bas. Dans le cas contraire, la peau est simplement pâle et même elle peut conserver sa couleur normale. Combien de jeunes filles chlorotiques (Χλορος), qui cependant sont roses.

Les accès d'asthme se rencontrent surtout chez es hystériques. Toutes les personnes qui ont des maladies nerveuses, ont la respiration courte (chlorotiques, hystériques, hypochondriaques, personnes qui ont perdu du sang, nostalgiques, etc...).

L'amaigrissement est habituel chez les personnes qui ont des maladies nerveuses. Observez-vous beaucoup de surexcitation nerveuse chez les personnes grasses, fortes, sanguines, polyglobuliques ? Ne sont-ce pas plutôt des apathiques (α-πασχομαι-παθος sans sensibilité, par conséquent sans exaltation nerveuse) ? Il est vrai que certaines hystériques sont grasses et fortes : mais ces cas rentrent dans ma théorie. Les globules de ces femmes sont très-élevés au moment de l'attaque, mais ils sont *abaissés relativement* à ce qu'ils étaient quelque temps avant l'accès. Une saignée, qui donne des convulsions à un sujet polyglobulique, nous présente quelque chose d'analogue. Cette saignée, n'a pas abaissé les globules au-dessous de leur chiffre normal, mais elle les a abaissés *relativement* à ce qu'ils étaient quelques instants avant.

Les convulsions s'observent habituellement chez les hystériques et chez les personnes qui ont eu des hémorrhagies. Les chlorotiques ont rarement des convulsions, cela tient à deux causes : 1.º leur excès de nervosité s'épuise sur les artères, les veines et le cœur dont les nerfs sont bien autrement excités que ceux des hystériques ; 2.º quand le médecin voit survenir des convulsions chez un sujet jusque-là diagnostiqué *chlorotique*, il change d'opinion et croit avoir affaire soit à une hystérie, soit à une *chlorose hystérique*. Il en est de même de plusieurs autres maladies nerveuses. Quand s'ajoute le symptôme convulsion, on ajoute le mot hystérie : *catalepsie hystérique*, *éclampsie hystérique*, *chorée hystérique*, etc.

Les convulsions sont pour beaucoup de praticiens la preuve que l'hystérie est une maladie à part : cette manière de raisonner est-elle très-logique? Les convulsions existent chez les personnes qui ont eu des hémorrhagies, on les observe dans plusieurs maladies nerveuses, et enfin des auteurs recommandables en ont vu chez l'homme (Brachet [de Lyon], Cerise, Georget, Pomme). Quand même les convulsions seraient exclusives aux femmes, pourraient-elles caractériser une maladie à part? Si la femme est jeune, elle a toujours avec les convulsions des symptômes de chlorose, de la gastralgie, des palpitations, des névralgies, etc..., et alors pourquoi dites-vous qu'elle est hystérique et non chlorotique? Si vous caractérisez sa maladie *d'hystérie compliquée de chlorose*, croyez-vous dimimuer la difficulté? Vous prononcez des mots et voilà tout. Si elle est âgée, les symptômes chlorotiques ne sont plus aussi évidents, mais il existe toujours avec les convulsions quelque signe de surexcitation nerveuse : de l'hémicranie, une diminution de la calorification, etc... Eh! quoi de plus commun que ces femmes affectées de convulsions, de boule hystérique, de gastralgies, de mouvements intestinaux, etc..., et qui sont poursuivies de maux imaginaires, d'idées tristes, *d'envies de s'entretenir avec les médecins*, qui racontent leurs maux à tout le monde, etc....? Pourquoi ne les appelez-vous pas hypochondriaques? Si elles ont des signes de chlorose avec tout cela, pourquoi ne dites-vous pas que c'est une hystérie compliquée d'hypochondrie, compliquée de chlorose, compliquée de névralgies de l'estomac et du cœur?

La surexcitation nerveuse ne peut se porter en
même temps sur tous les organes : chez les jeunes filles
et chez les jeunes garçons, elle se porte principalement sur le cœur et sur les gros vaisseaux ; chez les
jeunes femmes, elle se porte souvent sur les mêmes
organes et parfois sur la myotilité ; chez les femmes de
trente à cinquante ans, la surexcitation nerveuse se
porte sur la myotilité et aussi sur les fonctions cérébrales ; chez les hommes du même âge, elle se porte
sur les organes du ventre, le cœur, les gros vaisseaux
et surtout sur le cerveau. Du reste, la surexcitation
nerveuse est toujours moins prononcée chez les hommes que chez les femmes : nous en savons la raison.

Là, s'arrête pour moi la solution du problême : pourquoi l'aglobulie détermine-t-elle les manifestations
chlorotiques lorsque les sujets sont jeunes, surtout
lorsqu'ils sont du sexe féminin ? pourquoi détermine-
t-elle les symptômes hystériques chez les femmes de
trente à cinquante ans ? les symptômes de l'hypochondrie chez les hommes du même âge ? Les explications
ne seraient pas inattaquables. Mais combien de questions analogues d'une solution impossible ? Pourquoi
l'inflammation des méninges est-elle si fréquente chez
les enfants ? Pourquoi meurent-ils si souvent de la
diarrhée ? Pourquoi la bronchite a-t-elle chez eux une
si grande tendance à se transformer en pneumonie,
tandis que plus tard, il n'en sera pas ainsi ? Pourquoi
dans la fièvre typhoïde les uns meurent-ils avec une
inflammation cérébrale, les autres avec une inflammation thoracique, les autres avec une perforation

intestinale ? Pourquoi la même cause morbide produit–elle des symptômes différents ? Pourquoi des
maladies propres à l'enfance , à l'âge adulte et à la
vieillesse ?

*L'amaurose asthénique se voit surtout chez les hys-
tériques.* L'amaurose asthénique s'observe également
chez les personnes affaiblies par de nombreuses hémorrhagies. Ce phénomène a sans doute produit cette
croyance populaire que *les saignées répétées affaiblissent la vue.* Les chlorotiques, les personnes nerveuses,
les hypochondriaques n'en sont pas exempts : dans le
traité des maladies des yeux de Scarpa, on en trouve
de nombreux exemples.

*Lorsque la névralgie est circonscrite, on l'appelle clou
hystérique.* Toutes les névroses peuvent s'accompagner
de *névralgies :* les plus communes sont celles de la cinquième paire. Elles peuvent occuper toutes ses branches , comme elles peuvent se fixer sur un rameau
(névralgies frontale , sus-orbitaire , etc.) , sur un point
limité de ce rameau (clou hystérique). Une malheureuse aglobulique aura un jour dit à son médecin
qu'elle comparait sa douleur névralgique à un clou
enfoncé dans ses tissus, et ce médecin aura appelé
cette douleur : *clou hystérique.* Depuis, tout le monde
l'a répété (1). Le clou hystérique n'est qu'une névralgie
circonscrite.

Les pertes passagères de l'intelligence existent princi-

---

(1) C'est Sydenham qui a proposé ce mot.

*palement chez les hystériques et chez les personnes affec-
tées d'hémorrhagies.* La perte passagère de l'intelligence
n'est pas ordinairement complète dans les convulsions
hystériques ou dans celles qui accompagnent les hémorrhagies. Cette abolition momentanée de l'intelligence a lieu également dans la syncope, et la syncope
est fréquente dans l'hypochondrie et la chlorose. On
sait qu'en général, les personnes nerveuses *perdent
connaissance* avec une déplorable facilité.

Les maux imaginaires caractérisent l'hypochondrie.
Oui, parce qu'on ne tient aucun compte de ce phénomène chez les femmes hystériques ; mais il n'en existe
pas moins, à un degré variable, chez le plus grand
nombre des sujets affectés de surexcitation nerveuse.

Les hallucinations sont fréquentes chez les femmes
hystériques, chez les hypochondriaques, et en général
dans toutes les névroses. Les hallucinations sont souvent le point de départ de la folie. Les congestions cérébrales nerveuses de M. Moreau (de Tours), ne me
paraissent que des effets de l'aglobulie.

Ces symptômes, ou le plus grand nombre d'entr'eux,
peuvent se trouver réunis sur le même sujet. Le plus
souvent, ils se groupent d'une manière variable en
nombre et en intensité : tantôt les fonctions de la vie
de relation, tantôt celles de la vie végétative ressentent
le plus les effets de la surexcitation nerveuse. Un système d'organes est toujours plus influencé que l'autre.

Ces manifestations symptômatiques peuvent consi-
dérablement s'amoindrir. Elles peuvent se réduire à

un symptôme isolé : de la dysménorrhée, des palpitations, du froid aux extrémités, de la gastralgie. Un seul nerf peut être malade, et la surexcitation fonctionnelle peut se placer sur une branche isolée, sur un rameau de cette branche et même sur un point circonscrit de ce rameau. Combien de migraines et de sifflements d'oreilles qui reconnaissent pour cause une diminution des globules !

Les phénomènes nerveux sont donc liés par les rapports les plus intimes ; et de ce qu'ils ne se réunissent pas sur le même sujet, de ce qu'ils varient suivant les individus, le sexe et l'âge, on n'est pas en droit de conclure qu'ils constituent plusieurs maladies. Les symptômes de la typhoïde, si variables que les anciens en avaient fait une foule de maladies, ne sont-ils pas tous rapportés aujourd'hui à la même cause ?

ANALOGIES ET RESSEMBLANCES DE LA MARCHE ET DE LA TERMINAISON.

DIFFÉRENCES.

La marche des maladies nerveuses est très-lente : ce sont des maladies chroniques.

Leur durée est indéterminée ; elle varie de plusieurs mois à plusieurs années.

Cette durée de la maladie ne s'applique-t-elle pas aux symptômes des hémorrhagies ?

Elles ne mettent pas la vie en danger. Quand la mort arrive, elle est déterminée par des lésions organiques qui n'ont qu'un rapport très-éloigné avec les manifestations symptômatiques.

Cette durée de la maladie ne s'applique-t-elle pas aux symptômes des hémorrhagies ? Les symptômes des hémorrhagies disparaissent promptement par un bon régime, lorsque les hémorrhagies ne se renouvellent plus. Si le contraire a lieu, les symptômes persistent longtemps après la cessation de la perte des globules : témoin les femmes qui ont eu des hémorrhagies utérines, abondantes et fréquentes. Il en est de même des personnes que l'on saigne souvent, et c'est ce qui arrive à grand nombre de gastralgiques dont on prend la maladie pour une gastrite ; les saignées répétées produisent une surexcitation nerveuse de très-longue durée et très-difficile à faire disparaître.

La marche et la terminaison de ces trois groupes de symptômes morbides ont, comme on le voit, les plus frappantes analogies. La chlorose qui semble faire exception sous le point de vue de la durée et de la gravité, ne fait qu'une exception apparente. Elle dure parfois si longtemps, qu'elle finit par se transformer par les progrès de l'âge en hystérie, et sa gravité peut devenir telle, qu'elle constitue la phthisie nerveuse de certains auteurs.

Lorsque ces maladies entraînent la mort, c'est après avoir entretenu longtemps de la surexcitation nerveuse dans un organe. Le cœur, par exemple, après avoir été agité de longues années par des palpitations nerveuses, peut s'hypertrophier : c'est la conséquence d'une loi physiologique qu'il est inutile de rappeler. Quant aux maladies du cerveau, de l'estomac, du foie,

des veines caves, de l'utérus, des ovaires, etc..., que
l'on constate après la mort dans les névroses, l'hystérie, l'hypochondrie, la chlorose, etc...; quoiqu'il
soit très-possible qu'elles résultent de la surexcitation
nerveuse, on comprend qu'elles sont le plus souvent
de simples coïncidences. Il est évident que les hystériques, les chlorotiques et les hypochondriaques sont,
comme tout le monde, susceptibles d'être frappés par
une altération organique.

ANALOGIES ET RESSEMBLANCES DE L'ÉTIOLOGIE. DIFFÉRENCES.

Pertes de sang abondantes ou fréquentes;
veilles, excès; ivrognerie; passions vives;
privations, misère; régime trop peu excitant; abus du café; constitution débile; en
général *les affaiblissants*.

Le sexe et l'âge influent sur la manifestation symptômatique.

En lisant la nombreuse énumération des causes
productrices des maladies nerveuses, signalées jusque
dans ces derniers temps, on reste convaincu du chaos
qui existe dans la science à ce sujet.

Aux causes morales, on rattache celles qui excitent
principalement les passions érotiques. La lecture des
romans obscènes et passionnés, la vue des peintures
et des sculptures propres à émouvoir les sens et à
donner des idées de volupté. La fréquentation des
spectacles, des promenades publiques, des bals, etc...

où les jeunes personnes et les femmes se trouvent en
contact avec des hommes qui excitent leur sentiment
naturel pour la coquetterie. L'amour contrarié ou
non satisfait n'a jamais été oublié. Les jeunes filles
que l'on ne veut pas laisser marier selon leur choix ;
les jeunes veuves qui pleurent un hymen détruit,
éprouvent des accès d'hystérie à la pensée des jouissances qu'elles se promettaient, ou au souvenir de
celles qu'elles ont perdues. Comme il arrive souvent,
excessivement souvent même, que ce sont des femmes
mariées qui sont affectées d'hystéries, les auteurs
éludent la difficulté, en disant que ces femmes n'ont
pas trouvé dans leur mari ce qu'elles croyaient y rencontrer, qu'elles en aiment un autre, etc.

Aux causes physiques, les auteurs rattachent les
tempéraments sanguins, bien développés ; et un peu
plus loin, souvent dans le même livre, vous trouvez
les tempéraments nerveux, faibles, épuisés.

Les lésions les plus disparates ont été accusées de
produire les maladies nerveuses, mais en première
ligne, il faut placer celles de l'utérus et de ses annexes.
L'abus et la privation du coït, l'usage immodéré des
parfums, l'excès et les privations des liqueurs spiritueuses et du café, etc..., sont encore signalés comme
causes productrices. En général, on peut dire que
toutes les causes capables d'agir sur l'économie, ont
été rangées par les uns ou par les autres au rang des
causes physiques des maladies nerveuses et de l'hystérie en particulier.

Les causes de ces affections peuvent être divisées en deux classes :

Causes productrices efficientes ;

Causes productrices occasionnelles.

Aux causes efficientes se rattachent toutes celles qui tendent à produire l'aglobulie.

Je place en première ligne les hémorrhagies abondantes. En effet, on sait qu'elles produisent l'aglobulie et qu'elles entraînent à leur suite des convulsions qui, dans certains cas, ont absolument la marche, la durée et la terminaison des accès d'hystérie. Je sais que les convulsions, suite d'hémorrhagie aiguë, ont été différenciées des accès d'hystérie ; cependant, il me semble qu'un praticien en face d'un cas analogue, resterait au moins dans le doute, s'il ne remontait à l'origine du mal. En admettant même que l'on distingue les convulsions hystériques de celles qui sont produites par une aglobulie aiguë, l'on ne peut s'empêcher de reconnaître que les personnes qui ont perdu beaucoup de sang dans un temps très-court, restent sujettes, pendant le temps nécessaire à la reproduction des globules, à des accidents nerveux, variés, comme des bourdonnements et des sifflements d'oreille, des troubles fugaces de la vision, des gastralgies, des battements anormaux du cœur et des gros vaisseaux, etc., analogues à ceux des hystériques ; et si c'est une femme qui a éprouvé des hémorrhagies, elle peut rester hystérique. Il faut néanmoins remarquer, qu'un traitement bien dirigé, amène promptement la guérison.

Dans les inflammations parenchymateuses, dans celles du poumon, on tire parfois deux ou trois kilogrammes de sang dans les quarante-huit heures.... L'on m'objectera, peut-être, qu'alors on ne produit pas toujours (1) les symptômes de l'aglobulie.... Lorsqu'un organe considérable est pris d'une vive inflammation, comme la fibrine, les globules, diminués par la saignée, se reproduisent parfois avec une grande rapidité. L'économie produit dans ces circonstances beaucoup de fibrine et de globules, sa force créatrice est évidemment augmentée. Elle semble lutter et redoubler d'activité pour chasser l'ennemi.... sérosité, pus, fausses membranes, fibrine, globules, tout se crée avec une rapidité souvent funeste. C'est ainsi que dans l'inflammation, il se produit un excès de calorique d'un mélange de glace et qui permet aux organes affectés de rester environnés de sel, pendant 12, 24 et 48 heures; tandis que dans l'état normal, il est évident qu'ils seraient bientôt mortifiés par la congélation.

Les émotions morales, vives, produisent peut-être l'aglobulie aiguë; quelques faits me portent à le pen-

---

(1) Je dis *toujours*, car on produit souvent l'hystérie et même la chlorose; les bons praticiens donnent alors du fer et des toniques pour hâter la convalescence. Quand j'étais à Paris, j'ai vu M. Chomel agir ainsi, surtout après le traitement du rhumatisme articulaire

ser. Une jeune fille bien portante reçoit une vive impression. Revenue chez elle, elle est prise de convulsions. Le lendemain je la visite ; les convulsions avaient disparu, mais elle avait des siflements d'oreille, des palpitations, du souffle carotidien et une faiblesse extrême : elle était devenue chlorotique. Il fallut pour obtenir la guérison user pendant quarante jours du fer et des amers. Du reste, une cause capable de déterminer l'apoplexie, la rupture du cœur, l'alopécie, la canitie, etc..., peut certainement produire ce résultat.

La privation de nourriture, les purgatifs drastiques, le froid, certains poisons, certains venins, peuvent-ils produire l'abaissement des globules en un temps très-court ? c'est probable, mais je n'ai aucune observation positive à l'appui.

Telles sont les causes qui peuvent produire l'aglobulie et les maladies nerveuses en un temps très-court. Recherchons maintenant quelles sont celles qui, agissant un temps plus ou moins long sur l'économie, produisent le même résultat.

Je place en première ligne les émissions sanguines, répétées pendant longtemps à courts intervalles, dans l'intention de prévenir des maladies ou de guérir des inflammations qui n'existent pas. Il est en effet certain, que les globules diminués par la saignée dans une véritable inflammation, ne tardent généralement pas à se reproduire ; tandis que leur reproduction est très-

lente lorsqu'on les a diminués hors de l'état inflammatoire, et cela arrive souvent.

Le régime végétal, la *diète blanche*, une nourriture
trop peu stimulante, la privation totale du vin et des
liqueurs fermentées, la diminution et la privation
d'aliments, etc., sont des causes actives des maladies
nerveuses. Dans ces dernières années, quand les médecins voyaient partout des gastrites chroniques, il
m'arrivait journellement des personnes tombées dans
l'hystéricisme, par les causes que je viens de signaler.
Une jeune femme robuste, je suppose, avait-elle quelques maux d'estomac..., les sangsues appliquées tous
les huit jours à l'épigastre ; la privation d'aliments stimulants, de la viande, du vin ; l'usage du lait, de l'eau
de grenouilles ; les bains tièdes, les cataplasmes, etc..,
la plongeaient après cinq ou six mois de traitement
dans tous les tourments de l'hystérie.

Il faut ajouter à cet ordre de causes les purgatifs
répétés, les bains tièdes ; la masturbation et l'abus
du coït ; la mélancolie, les chagrins, etc...., qu'ils
viennent de l'amour ou d'ailleurs ; les veilles excessives, les excès de toute sorte, etc.; en un mot, toutes
les causes affaiblissantes.

Mlle X***, âgée de 22 ans, malade depuis huit ans,
me consulte le 1.er Mai 1841. Voici les antécédents.
La santé a été parfaite jusqu'à 15 ans. Les règles sont
venues à quatorze. A cette époque, l'embonpoint, la
fraîcheur, le développement des forces étaient ce qu'ils

sont habituellement chez une jeune fille bien formée
et bien portante.

Vers l'âge de quinze ans, elle eut le malheur de
perdre une parente qu'elle chérissait. Cette Dame
mourut subitement. Mlle X.*** avait alors ses règles.
Elle ressentit un violent chagrin de cette perte inattendue et les menstrues cessèrent de couler. Aux
époques suivantes, les règles coulant en moindre
quantité, Mlle X.*** s'appliqua quelques sangsues aux
cuisses, et cela pendant plusieurs mois de suite.

La santé générale ne tarda pas à se déranger. Les
couleurs du visage disparurent ; les pommettes restè-
rent rouges, mais une couleur jaunâtre du reste de
la face, remplaça le brillant coloris de la jeunesse. Il
se manifesta de vives douleurs à l'épigastre. Le médecin diagnostiqua une gastrite ; il conseilla des sangsues, pratiqua une saignée et ordonna les autres antiphlogistiques.

Ce traitement ne fit qu'aggraver la gastralgie et dé-
veloppa de la céphalalgie et des battements de cœur.
Les règles cessèrent de couler. La malade tomba dans
un état nerveux fort grave ; elle ne pouvait plus sortir
de son lit sans avoir des syncopes ; elle ne pouvait plus
avaler de l'eau de poulet sans avoir des envies de vomir.
A ces symptômes s'ajoutèrent des sifflements d'oreille,
des palpitations, mille névralgies, des convulsions fréquentes, etc.... On la crut perdue. Après avoir largement usé des émissions sanguines, du régime végétal,
de la diète, et après avoir essayé plusieurs drogues,

on ne fit plus rien. La malade mangeant ce qu'elle voulait et ne perdant plus de sang, se rétablit après six mois de maladie.

Le séjour à la campagne favorisa la convalescence. L'hiver se passa bien, mais au printemps suivant (1835), une saignée *de précaution* lui donna des convulsions fort graves et réveilla toutes ses souffrances.

N'attribuant pas le retour du mal à la saignée, mais bien à une nouvelle gastrite, le médecin employa de nouveau les émissions sanguines et les autres antiphlogistiques. Mlle X*** passa encore six mois au lit, et ne se remit qu'après avoir été abandonnée de la médecine.

En 1836, elle fut affectée d'une fièvre typhoïde grave, qui la retint malade quatre mois. La convalescence fut passée à Bagnères-de-Bigorre, et la santé redevint parfaite.

En 1837 et en 1838, le printemps est passé au lit. C'est toujours la même gastrite et la même médication. La santé revint à cette époque moins complète; et, à dater de l'été de 1838, les maux de tête et d'estomac, la diminution de la calorification, la faiblesse, etc... ne disparurent plus et l'embonpoint ne revint pas. A cette époque, on conseilla des eaux ferrugineuses qui firent grand bien, mais on ne persévéra pas.

1839 et 1840 se passèrent sans maladie grave, probablement parce qu'on ne pratiqua pas d'émissions sanguines ; mais il resta toujours des signes de la sur-excitation nerveuse.

Le 1.ᵉʳ Mai 1841 , cette demoiselle qui n'a que vingt-deux ans, est sèche, maigre, et paraît usée par les souffrances, malgré les couleurs qui animent son visage. Il y a une sensation de chaleur âcre tout le long de la trachée ; la conversation l'augmente. Il n'y a pas de bruits anormaux dans le système circulatoire, le cœur palpite au moindre exercice. Le pouls est fré-quent.

Il y a une céphalalgie continue et des migraines fréquentes.

L'appétit est mauvais. L'estomac est douloureux avant et après les repas. La constipation est opiniâtre.

Les règles sont régulières. Les accidents nerveux augmentent quand elles ont cessé.

Il y a de la faiblesse générale. Le sommeil est très-facile à interrompre, et est souvent troublé par des rêves effrayants.

Les organes des sens sont très-délicats. L'imagination est vive et mobile.

La calorification est diminuée ; les pieds et même les genoux sont toujours froids.

Les autres organes sont sains.

Pendant un an , la malade prend une nourriture animale, des toniques et du fer sans être sensiblement soulagée. On conseille également les bains de mer.

En 1842, la surexcitation nerveuse ne se manifeste plus que par une violente névralgie qui paraît siéger dans la trachée. La voix devient voilée. On continue la même médication, et on ajoute quelques moyens locaux (fumigations narcotiques, douches stimulantes, vésicatoires volants, etc...). Il y a de l'amélioration vers la fin de l'année.

En 1843, on continue les mêmes moyens, et l'amélioration est très-sensible.

En 1844, la santé se rétablit entièrement. Ce résultat coïncida avec l'usage des eaux salines et ferrugineuses de Bagnères-de-Bigorre, continuées avec persévérance pendant deux mois.

Depuis cette époque, j'ai quelquefois des nouvelles de Mlle X*** qui continue à jouir d'une bonne santé, et qui a repris une partie de sa fraîcheur et de son embonpoint.

Dans ces derniers temps, la gastralgie était la cause ordinaire d'une foule d'hystéries. Un grand nombre de médecins avaient oublié que pour fonctionner normalement, l'estomac a besoin d'un stimulant suffisant. Il lui faut des aliments qui l'excitent; si on ne lui donne à digérer que de l'eau de grenouilles et du bouillon de poulets, il lui arrive précisément ce qui arrive à l'œil si on le prive de la lumière, aux muscles si on les prive de mouvement, au toucher, à l'odorat et à l'ouïe si on les prive de leur excitant habituel. Ces organes finissent par réagir chacun à leur manière. L'estomac vomira les aliments, l'œil repoussera la lumière, les muscles ne pourront plus se contracter, le toucher deviendra très-excitable, etc.... Si même on prive trop absolument ces organes de leur excitant normal, ils finissent par ne plus fonctionner : l'estomac s'ulcère et se perfore, l'œil s'enflamme et se détruit, les muscles s'atrophient et se transforment en d'autres tissus, etc... Tout cela est connu depuis bien longtemps cependant ! Combien de fois c'était oublié dans ces dernières années !

Il en est de même pour la nutrition. Si pendant de longues années, vous ne donnez pas au tube digestif des matériaux capables de fournir un chiffre normal de globules, l'économie s'habitue pour ainsi dire à ce chiffre trop faible; mais elle s'y habitue aux dépens de l'équilibre qui doit exister entre le système sanguin et le système nerveux. Les manifestations fonctionnelles des nerfs se trouvent exaltées par l'aglobulie ; et les névralgies, les convulsions, les névroses, etc.., semblent être devenues l'état habituel de l'organisme.

Lorsque, par l'action plus ou moins prolongée de ces causes, les globules ont diminué, les accidents nerveux ne demandent qu'une occasion pour éclater. Lorsque le chiffre des globules est tombé à 100,95, ou 90, tout semble disposé pour l'apparition du mal. C'est alors que deux ordres différents de causes occasionnelles peuvent agir avec avantage :

1.º Les unes troublent les fonctions nerveuses. A celles-ci se rattachent les émotions morales, la joie, le chagrin, les plaisirs de l'amour, la peur, la colère, une douleur physique, les parfums pénétrants, etc...;

2.° Les autres agissent sur le sang en diminuant . de nouveau ses globules. C'est ainsi qu'agissent les émissions sanguines, une saignée, des sangsues, une hémorrhagie quelconque, la diète, un purgatif dras- tique, etc.

Quand une de ces causes a produit un accident ner- veux grave, il est ordinairement facile de se convain- cre, par l'examen des antécédents, que le malade avait un commencement d'aglobulie. Mais si on se borne à lui poser la question ainsi : Étiez-vous bien portant avant votre accès? Il vous répondra affirmati- vement. Il faut passer en revue tous les organes, et l'on acquiert la conviction qu'il existait préalablement de la surexcitation nerveuse. C'est ainsi qu'il est très- rare qu'un accès d'hystérie éclate subitement chez une femme bien portante; le cœur, l'estomac, les nerfs de la sensibilité, l'utérus avaient antérieurement donné des signes d'une perturbation nerveuse.

Les commencements de la grossesse présentent des phénomènes semblables à ceux qui caractérisent les maladies nerveuses, l'hystérie, la chlorose et les pertes de sang. Les névralgies de la cinquième paire (den- taire, sus-orbitaire frontale), les convulsions ; les né- vralgies des organes internes, surtout de l'estomac ; les vomissements spasmodiques ; les migraines ; l'hyper- sécrétion salivaire ; les battements du cœur, le souffle carotidien, l'essoufflement ; l'irritabilité des organes des sens; la mobilité et le dévergondage de l'imagination, les bizarreries du caractère, etc..., etc..., sont dans cette circonstance des phénomènes habituels.

Comment se fait-il que le début de la grossesse ressemble si parfaitement aux symptômes des maladies nerveuses, de la chlorose et des hémorrhagies ?

L'analyse chimique a donné la solution du problème : *Comme dans ces maladies, les globules du sang sont diminués.*

Que penser des saignées au début de la grossesse pour calmer les accidents variés qui coïncident avec elle ? Les globules sont diminués, leur diminution est cause des accidents et vous les diminuez encore !

La syphilis, le cancer, les tubercules, etc..., peuvent s'accompagner d'accidents nerveux, par suite de l'aglobulie concomittante. Dans ce cas, c'est une maladie cousécutive et accidentelle, un épiphénomène. Si parfois les ferrugineux soulagent dans la phthisie et le cancer, c'est parce qu'ils combattent pour quelques jours l'aglobulie symptômatique; dans des circonstances analogues, nous voyons les révulsifs, appliqués sur la poitrine, sembler suspendre la marche des tubercules, parce qu'ils enlèvent ou pallient la bronchite qui les accompagne toujours. Lorsque l'altération du solide est curable, les ferrugineux, en relevant les globules, concourent puissamment à la guérison. C'est ce qui arrive dans les scrofules, la vérole et les fièvres intermittentes.

11

Il est donc évident que les manifestations de l'aglobulie ont reçu plusieurs noms, mais que ces manifestations ont une origine commune : ce sont des symptômes qui se groupent d'une façon très-variable; quant
à l'altération organique elle est toujours la même.

Chez les jeunes filles, et quelquefois chez les jeunes
garçons, les symptômes de l'aglobulie s'appellent *chlorose*.

Chez les femmes, surtout quand existent des convulsions, ces symptômes s'appellent *hystérie*. Quand les
convulsions n'existent pas, on les appelle *hystéricisme*.

Suivant la prédominance de tel ou tel symptôme,
on a l'*extase*, la *catalepsie*, la *léthargie*, etc.

L'*hypochondrie* est l'aglobulie des hommes.

La *nostalgie*, la *mélancolie*, le *suicide*, etc., ne sont
que des formes de l'hypochondrie.

Les symptômes de l'aglobulie des premiers mois de
la grossesse, s'appellent *phénomènes sympathiques de
la grossesse*.

Lorsque les globules ont été détruits par une mauvaise alimentation, par des saignées répétées, par des
hémorrhagies quelconques, on dit que la *constitution
est usée*.

Il en est de même lorsque les scrofules, la vérole, les
fièvres intermittentes, le cancer, les tubercules, etc.,
les préparations saturnines, etc...., ont produit le
même résultat.

Lorsque l'aglobulie ne se traduit que par un symptôme isolé, on donne à la maladie le nom de l'organe
dont l'innervation est troublée. Il arrive souvent, et
cela a des conséquences funestes pour la thérapeutique, que les troubles fonctionnels font croire à une
lésion organique.

ANALOGIES ET RESSEMBLANCES DES ALTÉRATIONS PATHOLOGIQUES.

DIFFÉRENCES.

Diminution des globules sanguins. Cela
est évident dans la chlorose et après les
hémorrhagies. Le sang des personnes qui
ont des maladies nerveuses, présente la
même altération. L'aglobulie est constante
dans le début de la grossesse, qui s'accompagne très-généralement d'accidents nerveux.

La nature, les altérations organiques des maladies
nerveuses ont toujours été quelque chose de problé-
matique. Dans le commencement de la science, tous
les phénomènes que l'on ne pouvait expliquer (et ils
étaient nombreux), étaient classés parmi les maladies nerveuses. C'est ainsi que, jusqu'aux découvertes d'Avenbruger et de Laennec, les manifestations
symptômatiques de l'hydro-péricarpe, de la péricar-
dite, des hypertrophies ou dilatations du cœur, de certaines inflammations des bronches, du plus grand nombre des maladies des plèvres, etc., étaient considérées
comme des maladies nerveuses et traitées comme telles.

De nos jours encore, et même parmi les praticiens c'est une sorte de convention, on dit d'un phénomène que l'on ne peut expliquer, que c'est un phénomène nerveux : *c'est nerveux, c'est une maladie nerveuse*, signifie donc : je ne sais ce que c'est. C'est, en définitive, ce qu'il y a de mieux à dire pour les névroses, si l'on veut chercher leur nature dans les solides ou dans les nerfs malades.

L'hystérie semble faire exception. Un grand nombre de médecins placent son siège dans l'utérus. Telle est l'opinion de M. Landouzy (de Reims), qui, après avoir réuni et classé la plupart des observations existant dans la science et avoir constaté que dans quelques-unes on signale des altérations de l'appareil génital, conclut que le siège du mal est dans la matrice.

Examinons cette opinion.

Plusieurs de ces observations, où l'autopsie a démontré une altération de l'appareil génital, viennent des anciens; or, comme ils avaient déterminé la nature du mal par leurs théories, ils ne manquaient pas de rapporter et de signaler les faits qui confirmaient leur manière de voir.

De plus, l'altération de l'utérus est plusieurs fois supposée et non démontrée.

Voici un de ces faits : Accès hystériques déterminés par le moindre attouchement du col utérin; irritabilité extrême de l'utérus; guérison. Est-il étonnant que l'action de toucher le col utérin donne des convul-

sions, quand on en voit tous les jours survenir sous
l'influence des émotions morales, de la douleur, etc.
Du reste, dans plusieurs de ces observations, la cause
paraît fort éloignée d'une altération utérine. C'est ainsi
que quelques-unes signalent la piqûre du nerf brachial,
une fracture du bras, une contusion à l'hypogastre,
une altération du mésentère, etc., etc. En définitive,
est-il étonnant que des femmes, chez lesquelles on
trouvait à l'autopsie des lésions des organes de la génération, aient présenté des symptômes hystériques,
lorsque le médecin anglais, Sydenham, le prince des
observateurs, nous affirme que l'immense majorité
des femmes en présentent ? Et, si on voulait prouver
que l'hystérie dépend de lésions pulmonaires, ne trou-
verait-on pas une multitude d'hystériques avec des
étouffements, de la respiration courte, de la bronchite ou des tubercules ?

Dans les nombreuses observations rassemblées par
M. Landouzy, si l'on trouve des lésions de l'appareil
génital signalées comme cause de l'hystérie, n'est-on
pas en droit de penser que ce sont des coïncidences?
Quel rapport peut-il y avoir entre l'hystérie et une
tumeur placée dans la cloison recto-vaginale ? Si un
kyste des ovaires ou un cancer utérin ont coïncidé
avec des accès hystériques, que de fois ces maladies
parcourent toutes leurs périodes sans offrir aucun
accident semblable ?

Une raison plus difficile à combattre, c'est l'existence de l'hystérie chez l'homme (Pomme, Georget,

Brachet, Cerise, Andral). M. Landouzy ne pouvant
nier certains faits, prétend qu'il ne regarde pas les
organes générateurs comme cause immédiate de cette
affection, mais *plutôt le plexus hypogastrique*. Une
autre question se présenterait alors à résoudre : dans
quelles circonstances le plexus hypogastrique est-il
malade? moi aussi, je pense que les nerfs de la vie
végétative sont malades, mais ils le sont consécutivement à une diminution des globules.

D'où vient cette opinion si généralement accréditée?
Est-ce que les anciens ayant parlé de l'influence de la
matrice, les auteurs ne se seraient pas recopiés?
Quelles preuves apportait Arêtée lorsqu'il attribuait
cette maladie à cet organe? Il pensait que la matrice
constituait la boule hystérique; il croyait l'avoir sentie
comprimant le diaphragme et produisant la suffoca-
tion; il disait l'avoir vue se promener dans le ventre,
comme un animal dans un animal, etc... Tout cela est
pitoyable, et cependant l'opinion d'Arêtée était basée
sur ces faits! Les auteurs qui l'ont suivi ont adopté
cette théorie en la modifiant suivant les idées physiologiques de leur temps, et ainsi de suite, jusqu'à M.
Landouzy, qui, réunissant les observations de ses
devanciers, conclut comme eux.

Dans ces derniers temps, des auteurs très-recom-
mandables ont élevé des doutes sur la nature de cette
affection. MM. Brachet, Bouilland, Andral, Cerise,
etc..., disent formellement que son siège n'est pas
dans la matrice, mais ils ne résolvent pas le problè-

me. Je fais valoir une dernière considération et je
m'adresse à mes juges : Vous avez souvent vu des
phénomènes nerveux, des hystéries, et j'entends par
hystéries, non-seulement des convulsions, mais tous
les phénomènes que Sydenham réunissait sous ce nom,
je vous le demande, Messieurs, avez-vous reconnu
que ces phénomènes si variés eussent leur point de
départ dans les organes génitaux? Et dans les maladies
de matrice, avez-vous souvent vu que l'hystérie en
fût la conséquence ? Pour moi, qui ai examiné des
centaines d'hystériques, je n'ai jamais pu la rapporter
à cette cause.

On a quelquefois placé le siège de cette affection
dans l'estomac ; d'autres, et ils sont nombreux, le
placent dans l'encéphale. Georget appelle l'hystérie
une *encéphalie spasmodique !* Que prouvent ces différences d'opinions, si ce n'est que le siège de l'hystérie
n'existe pas dans les solides?

La nature de l'hypochondrie est encore plus obs-
cure, c'est-à-dire, qu'on a fait à son sujet moins de
suppositions. M. Brachet qui s'en est occupé spécialement, pense que « l'organe de l'intelligence, le système
nerveux cérébral et celui de la vie organique, en sont
le siège spécial; que le caractère de la maladie est un
désordre et non une irritation : désordre dans les
sensations, dans l'imagination, dans les actes de la
vie organique, etc... ». Comme on le voit, tout cela
est très-embrouillé et entièrement hypothétique.

Le siège de l'hypochondrie, comme celui de l'hystérie, a souvent changé avec les temps et les observa-

teurs. Je me dispenserai donc de rappeler ces hypothèses, en me bornant à faire observer que ce siège
n'a jamais été déterminé.

La nature des autres névroses, des gastralgies, des
entéralgies, des palpitations, etc...., n'a jamais été
mieux déterminée : les maladies de la tête, des organes dont l'action nerveuse est surexcitée, des nerfs
souffrants, de la moelle, du grand-sympathique , etc..,
ont été tour à tour supposées et jamais une de ces
opinions n'a entraîné l'assentiment général.

Dans la chlorose, la diminution des globules est si
évidente, que généralement on a attribué cette affection
à une maladie du sang , à sa pauvreté. Cette opinion
n'étant qu'une hypothèse, quelques personnes, jusque
dans ces dernières années, ont pu supposer soit un
engorgement de l'utérus, soit une gastrite chronique.
Il était réservé à M. Andral de rallier toutes les
opinions ; et, prétendre maintenant que la chlorose
n'est pas l'expression symptômatique de la diminution
des globules sanguins, c'est nier l'évidence.

Les symptômes des hémorrhagies sont certainement
le résultat de l'aglobulie. Le plus léger doute n'est pas
permis , puisque l'on peut reproduire à volonté les
phénomènes.

ANALOGIES DU TRAITEMENT.	DIFFÉRENCES.

Un bon régime ; les toniques, les amers
et les ferrugineux ; les bains de mer, les
bains sulfureux ; l'exercice, les voyages, la
distraction.

Lorsqu'on eut inventé les maladies nerveuses, ou
pour mieux dire, quand on eut réuni les affections et
les phénomènes les plus dissemblables pour en former
une classe à part, on dut préconiser certains remèdes : c'était des *spasmes*, on trouva les *antispasmodiques*, remèdes anodins qui n'ont jamais calmé personne (1).

Frappés des résultats négatifs de ces prétendus
antispasmodiques, des praticiens en grand nombre,
ont cherché ailleurs la thérapeutique des maladies nerveuses. Je pense qu'il est inutile d'énumérer les mille
moyens proposés : il faudrait passer en revue toute la
matière médicale et toutes les médications. Ces nombreux traitements disparates sont la meilleure preuve
que nous ne savons pas guérir positivement cette
affection.

L'hystérie a toujours eu des remèdes particuliers

---

(1) L'opium et les solanées vireuses ne sont pas des antispasmodiques. Ce sont des *stupéfiants* : ils calment les névralgies comme
ils calment les douleurs du cancer, d'une fracture, d'une hernie
étranglée, etc.

suivant le siège qu'on lui assigne : ici, ce sont des sangsues à l'épigastre ; là, ce sont des saignées dérivatives ; ceux-ci mettent de la glace sur la tête et font des affusions froides, ceux-là cautérisent le col de la matrice ou conseillent le mariage.... Arètée, agissant d'après son point de vue, plaçait des parfums à l'entrée du vagin pour faire descendre la matrice, attirée par ces bonnes odeurs !

L'hypochondrie offre dans son traitement plus de difficultés encore. M. Brachet qui conseille de traiter « le moral, les nerfs et les organes affectés, » répète la question sans la résoudre.

De ces médications si diverses qu'est-il resté ? un bon régime ; les bains de mer et les bains sulfureux ; les toniques, les amers, les ferrugineux ; l'exercice, les voyages, la distraction.... en un mot, les mêmes moyens qui sont utiles contre la chlorose, les effets des hémorrhagies et les autres symptômes de l'aglobulie.

Pour nous, ces trois groupes de manifestations symptômatiques, dérivent évidemment de la même cause. Leur étiologie, leur symptômatologie, leur marche, leur pronostic, leur nature et leur traitement sont identiques. Les variétés trouvent leur explication dans l'âge, le sexe et le dégré de l'altération du sang.

Les hypothèses faites jusqu'à aujourd'ui sur la nature des névroses, ont jeté sur l'histoire de ces maladies si fréquentes et si déplorables, une obscurité que ne tend pas à faire disparaître l'acharnement que l'on met à en rechercher les causes dans les solides, ou à les supposer dans l'influx nerveux !

En admettant que la nature des maladies nerveuses est une *diminution des globules sanguins, on admet un fait palpable, que chacun peut vérifier* et tout s'explique avec la plus grande facilité.

PROBLÊMES

SUR LES AFFECTIONS NERVEUSES.

———

1.° Quel est le meilleur moyen de produire des troubles nerveux ? — Les émissions sanguines fréquentes.

2.° Pourquoi les accidents nerveux survenus après les émissions sanguines, disparaissent-ils plus facilement chez l'homme que chez la femme ? — Parce que l'homme a normalement plus de globules que la femme.

3.° Pourquoi la femme est-elle *plus nerveuse*, a-t-elle plus de sensibilité que l'homme ? — Parce qu'elle a moins de globules sanguins.

4.° Pourquoi la femme a-t-elle moins de globules sanguins que l'homme ? — Parce qu'elle perd du sang chaque mois.

5.° Pourquoi les femmes perdent-elles leur sensibilité, leur exaltation nerveuse, quelques années après la cessation des règles ? — Parce que leurs globules augmentent et atteignent le chiffre de ceux des hommes.

6.° Pourquoi l'apparition des règles coïncide-t-elle parfois avec la guérison des maladies nerveuses ? — Tant que les globules sont diminués chez une jeune fille, l'éruption des règles est retardée parce que la fibrine est en excès; quand cette éruption se fait, les globules sont augmentés. Les maladies nerveuses ne guérissent donc pas, dans ce cas, *parce que les règles sont venues,* mais bien parce que les globules sont augmentés. Ces maladies sont parfois bien traitées chez les jeunes filles non réglées, parce qu'on s'efforce *de rappeler les règles* par les toniques, le fer et un régime animalisé.

7.° Pourquoi les symptômes nerveux s'exagèrent-ils ordinairement à l'époque des règles? — La perte de sang diminue encore les globules.

8.° Pourquoi le commencement de la grossesse est-il accompagné de symptômes nerveux? — Parce que dans les premiers mois de la grossesse les globules diminuent.

9.° Que doit-on faire contre l'aménorrhée des personnes nerveuses? — Il faut donner des toniques et du fer pour augmenter les globules.

10°. Pourquoi à la fin de la grossesse les femmes engraissent-elles? — Parce que les globules augmentent. Les globules augmentent, parce que la Providence a prévu que la femme allait perdre du sang et des forces pour mettre au monde et allaiter son enfant. Cet excès de globules disparaît, en effet, après l'accouchement. Dès-lors, on comprend combien on contrarie les vues de la nature, de saigner les femmes à cette époque. On les soulage pour quelques jours, mais on les expose à plusieurs accidents pendant et après leur accouchement.

11.° Pourquoi les femmes sont-elles sujettes aux maladies nerveuses pendant l'allaitement? — Parce que leurs globules diminuent.

En général, les globules diminuent pendant les maladies qui s'accompagnent d'un flux abondant; dans cette circonstance, les règles diminuent de quantité.

12.º Pourquoi les femmes supportent-elles mal les saignées et la diète? Pourquoi la chlorose domine-t-elle la pathologie de la femme? — Parce que les femmes ont moins de globules que les hommes, et parce que chaque mois ils tendent à diminuer encore.

13.º Pourquoi les chlorotiques, les hystériques et les autres femmes nerveuses ont-elles de l'aménorrhée ou de la dysménorrhée? — Parce que, la fibrine est relativement augmentée, vu l'abaissement des globules.

14.º Pourquoi les névroses ont-elles de la tendance à disparaître après l'âge critique? — Parce que les globules augmentent.

15.º Pourquoi les jeunes hommes ont-ils rarement des symptômes de chlorose? — Parce que, ne perdant pas de sang chaque mois, ils peuvent facilement relever leurs globules quand une cause accidentelle les a abaissés.

16.º Comment reconnaître les cas d'hystérie qui simulent l'épilepsie (hystérie épileptiforme)? — Par l'analyse du sang. Dans l'hystérie, les globules sont diminués et la fibrine ne varie pas; dans l'épilepsie, les globules sont à l'état normal et *souvent* la fibrine est augmentée.

17.º Pourquoi le fer est-il utile dans les cachexies déterminées par la vérole, les fièvres intermittentes, etc. .? — Parce que les globules sont diminués.

18.º Pourquoi les symptômes des maladies nerveuses

sont-ils si nombreux et si variables ? — Parce que c'est le sang qui est malade.

19.º Pourquoi les affections nerveuses entraînent-elles rarement la mort ? — Parce que la vie peut se soutenir quand les globules sont à 40 ou 50. Or, les maladies nerveuses se produisent quand leur abaissement est encore moins considérable.

20.º Pourquoi la pression calme-t-elle les douleurs nerveuses ? — Parce qu'elle interrompt la circulation de l'agent des fonctions nerveuses.

21.º Pourquoi les alcalis nuisent-ils dans les affections nerveuses ? — Parce qu'ils détruisent les globules.

L'usage immodéré du café et de l'opium produit les mêmes résultats.

22.º Comment rappeler à leur type normal la sensibilité et l'intelligence émoussées chez les polyglobuliques (apathiques)? — Par le régime végétal et les émissions sanguines.

SECONDE PARTIE.

———◆———

DE L'INFLUENCE DU RÉGIME ANIMAL SUR LA CONSTITUTION PHYSIQUE ET LE MORAL DE L'HOMME.

———◆◆◆———

Nous avons vu l'influence du régime animal sur l'insalivation, le chyle et les résidus de la digestion. Le sang, en dernière analyse, nous a présenté des changements importants caractérisés par l'augmentation des globules, la polyglobulie. Ces faits nous ont été démontrés par l'analyse du sang de personnes soumises depuis longtemps à un régime azoté, et par l'analyse comparative du sang des carnivores et des herbivores. Nous avons vu que chez les individus dont l'alimentation est riche en substances animales, les globules s'élèvent à 135, 140, 150 et même 160, tandis que chez ceux qui sont soumis à un mauvais régime, à un régime végétal, ils descendent fréquemment au-dessous de 100. Chez les carnivores et chez le chien, en parti-

12

culier, le chiffre normal des globules est de 160, tandis que chez les herbivores (bœufs, vaches, brebis), il descend à 80 et à 60.

Ce fait nous paraissant établi, nous allons rechercher les changements qui s'opèrent dans les organes et les fonctions de l'homme, sous l'influence d'un régime exclusivement animalisé. Les troubles fonctionnels que nous allons décrire sont en général diamétralement opposés à ceux que suscite l'alimentation végétale. Aussi, faut-il ne pas perdre de vue les principes que nous avons établis sur l'influence réciproque des manifestations fonctionnelles du système nerveux et du système sanguin. Lorsque l'aglobulie existe, les manifestations fonctionnelles du système nerveux sont excessivement exaltées, tandis que la polyglobulie les calme, les efface, semble les étouffer. C'est ce que nous avons exprimé en termes généraux : les manifestations fonctionnelles du système sanguin et les manifestations fonctionnelles du système nerveux sont en raison inverse. Hippocrate avait exprimé la même idée il y a vingt-trois siècles : *Sanguis frenat nervos,* le sang est le modérateur des nerfs.

CHAPITRE I.er

INFLUENCE DU RÉGIME ANIMAL SUR LES ORGANES ET LES
FONCTIONS DE LA VIE VÉGÉTATIVE.

ART. I.er

Influence du régime animal sur la digestion et sur le chyle.

Nous savons comment les matières animales se
comportent dans les intestins, et les variations qu'elles
font éprouver au chyle dans sa composition : je n'y
reviendrai pas. Je ferai observer que nous trouvons
dans l'espèce humaine, mais à un degré moindre, il
est vrai, que chez les animaux, des différences dans
le volume de l'abdomen, suivant que l'alimentation est
végétale ou animale. Les herbivores ont le ventre
énorme ; ce volume tient à la longueur souvent excessive du tube intestinal, mais plus particulièrement à
son ampleur : voyez les estomacs des ruminants , la
panse en particulier ; voyez le bélier dont l'intestin a
trente fois la longueur du corps. Les carnivores, au

contraire, sont élancés, ont le ventre petit. Ce volume moindre tient au peu de longueur et de capacité des intestins.

Certainement, ce sont là des organisations primitives, et je sais bien qu'en nourrissant un chat avec des pommes de terre, on ne lui donnera pas un estomac de lapin ; je veux dire que l'alimentation végétale développe chez l'homme l'abdomen, et cela indépendamment de la graisse qui peut s'y accumuler. Les paysans qui habitent des endroits humides, et qui ont une nourriture végétale qui les soutient à peine ; les enfants scrofuleux, mal nourris, sujets aux vers, se font remarquer par l'ampleur de leur ventre. Ce volume est déterminé par un estomac et des intestins plus dilatés, toujours remplis d'aliments grossiers qui laissent un résidu abondant, et qui développent beaucoup de gaz ; en second lieu, par l'accroissement des ganglions lymphatiques et de la rate. Les personnes qui usent d'une nourriture succulente peuvent certainement avoir le ventre gros, mais chacun sait que cela tient à l'énorme quantité de graisse qui se développe dans les épiploons et dans les parois abdominales.

Nous observons des phénomènes analogues chez les animaux.

L'estomac du lapin sauvage qui recherche les plantes aromatiques et sèches qui croissent sur les lieux élevés, pierreux et arides, est plus petit que celui d'un lapin privé, obligé de se nourrir de plantes aqueuses ; celui d'un lapin nourri avec du blé ou de l'avoine est inférieur en volume à celui d'un autre lapin nourri avec des laitues. La domesticité fait perdre aux chats et aux chiens leurs formes élancées, sans doute à cause de leur alimentation, qui n'est plus exclusivement animale. Je possède une gazelle qui, à son arrivée du Sénégal, avait le ventre plat et peu développé ; nourrie depuis deux ans ordinairement avec des herbes aqueuses, son ventre a pris du développement et lui a fait perdre la beauté de sa forme.

Un repas composé de substances azotées donne un certain degré de bien-être à l'estomac, et par suite à tout l'organisme. Cela dépend, 1.º du volume des substances ingérées qui, pour satisfaire l'appétit, n'est pas si considérable que celui des matières végétales que l'on serait obligé d'avaler pour arriver au même but ; 2.º de l'action des substances animales sur l'estomac : nous avons vu que les substances végétales étaient difficilement attaquables par le suc gastrique, tandis que c'est le contraire pour les substances animales ; 3.º enfin du résidu moins considérable qui traverse le tube intestinal, et probablement de certains principes excitants qui passent dans le sang.

Les viandes, surtout celles qui sont rôties ou grillées, n'ont pas besoin d'épices comme les végétaux, pour solliciter l'action digestive ; elles sont par elles-mêmes assez stimulantes. Lorsque pour mettre en vogue la pomme de terre, Louis XVI donna un dîner exclusivement composé de ces tubercules, y compris le pain, les convives durent se retirer avec des crampes d'estomac, ou bien on usa abondamment des épices, du vin et des liqueurs spiritueuses.

—

ART. II.

**Influence du régime animal sur les organes et les fonctions
de la respiration.**

L'alimentation azotée, augmentant les globules et
probablement la masse du sang, developpe nécessairement les organes pulmonaires, puisque cet appareil est
obligé de développer ses fonctions; il absorbe, en effet,
plus d'oxygène, exhale plus d'acide carbonique et
donne passage à de plus nombreux matériaux. Par
suite, l'ampleur du thorax doit augmenter, il obéit à
cette loi de l'économie animale qui veut que les organes
prennent un développement en rapport avec celui de
la fonction. Une poitrine large et bombée correspond
généralement au tempérament pléthorique. Le développement de la capacité thoracique chez les individus
où domine le système sanguin, n'est pas cause, mais
effet; il dépend de la richesse du sang et de son abondance.

Dans l'organisation animale tout se lie, tout s'en-
chaîne. Les appareils sont dans une dépendance telle
qu'un organe, subissant une modification, entraîne des
modifications analogues dans une série d'autres organes. Un nouvel équilibre s'établit, et seulement alors
s'arrêtent les modifications organiques. Il en résulte
que si plus tard on veut agir sur un de ces organes,
il ne faudra pas perdre de vue pour réussir, quel est
le point de départ de la modification acquise.

On peut appliquer ces principes au cœur, au sang et aux poumons.

Ces organes unis par des rapports intimes sont sous une dépendance mutuelle.

Je suppose un sujet qui, au moment de sa naissance, constitué normalement, serait ensuite mal nourri, privé d'air et de lumière, ne faisant pas un exercice musculaire suffisant, arriverait ainsi jusqu'à l'âge adulte. Ce jeune homme sera certainement étiolé, rabougri; son squelette sera mal conformé; sa poitrine sera étroite transversalement et comprimée latéralement, comme celle des rachitiques; ses bras seront mal attachés à ses épaules, qui s'avancent trop en avant, d'où résulte la saillie du bord spinal de l'omoplate; sa peau sera décolorée, etc..., en un mot, il présentera l'ensemble organique que l'on remarque chez les jeunes gens pauvres des quartiers sombres et humides des grandes villes, livrés à un travail sédentaire. Si l'on veut transformer cette constitution délabrée que faudra-t-il faire? Si on se borne à animaliser l'alimentation et à donner des toniques, on n'introduit qu'un élément dans la médication complexe qu'il faut employer, et l'on ne réussira pas. Évidemment, pour s'opposer à cette dégénérescence constitutionnelle, il faut changer l'aliment tout entier; il faut donner un régime animalisé, un air pur, de la lumière solaire, des vêtements chauds, de l'exercice musculaire, etc... Ce changement complet de l'aliment donne les plus grandes chances de réussir. Mais comment se fait-il que la guérison soit quelquefois si longue à obtenir? Quels sont donc les

obstacles qui s'opposent au retour de la santé? Ces
obstacles viennent des organes, et, suivant toutes apparences, plus particulièrement de l'appareil pulmonaire.
Le malade peut introduire dans son estomac des aliments réparateurs, ses globules sanguins reçoivent
dans la peau l'influence des rayons solaires, il respire
un air pur.... Mais *ce n'est pas ce qu'il mange qui le
nourrit et le développe, c'est ce qu'il digère;* or, l'oxygénation du sang étant le dernier perfectionnement que
reçoit l'alimentation, il faut que cette oxygénation se
fasse bien pour que la digestion soit complète. Mais la
poitrine est comprimée, sa cage osseuse s'est antérieurement déformée, le poumon ne donnant passage qu'à
un sang appauvri et peu abondant s'est atrophié, comment pourrait-il maintenant recevoir un sang plus
abondant et plus riche, qui nécessiterait un volume
peut-être double. Voilà l'obstacle. Si le sujet est jeune,
si les os et les cartilages du squelette sont encore sou-
ples et n'ont pas atteint tout leur développement, ils
se prêtent assez facilement à l'amplitude pulmonaire,
et on a de nombreuses chances de leur voir reprendre
leur direction normale. Si au contraire le sujet est
vieux, si le développement des os a parcouru toutes
ses phases, l'appareil pulmonaire sera un obstacle peut-
être invincible à la transformation de l'économie; et
l'estomac se lassera d'une alimentation dont le résultat
ne peut recevoir dans les poumons, le dernier degré
de la vitalité. Chacun sait combien il est difficile
d'augmenter le nombre des globules chez les personnes de 25 à 50 ans, lorsqu'ils sont diminués depuis

longtemps ; et même quelle répugnance ces personnes éprouvent pour se soumettre à un régime animalisé. Lorsque les globules ont été diminués par une cause accidentelle, le régime les relève promptement, parce que les altérations des organes solides n'ont pas encore eu le temps de s'opérer.

Les inspirations des polyglobuliques sont larges, profondes et peu fréquentes. Nous avons observé le contraire chez les aglobuliques. Le peu de fréquence des inspirations est en rapport d'une part avec le volume considérable des poumons, de l'autre avec la lenteur des contractions du cœur.

L'air inspiré est en rapport avec l'amplitude des inspirations et la capacité pulmonaire. L'air expiré renferme une grande proportion d'acide carbonique qui tient la place d'une forte quantité d'oxygène absorbé (4 parties pour 100 parties d'air inspiré). L'on voit par là les différences que l'alimentation peut introduire dans l'acte respiratoire : les aglobuliques respirent souvent, inspirent peu d'air, absorbent peu d'oxygène (2 pour 100), et rejettent peu d'acide carbonique; les polyglobuliques, au contraire, respirent plus rarement, inspirent plus d'air, absorbent plus d'oxygène (4 pour 100) et rejettent plus d'acide carbonique.

ART. III.

Influence du régime animal sur la circulation.

Comme les autres organes de l'économie, le cœur
et les diverses parties de l'arbre circulatoire sont plus
développés chez les personnes soumises à un régime
azoté que chez celles qui sont mal nourries. Le cœur
surtout ressent cette influence; son volume augmente
et ses parois s'épaississent. On dit, et cela est souvent
juste, que le poing et le cœur du sujet sont proportionnels (Laennec).

Si l'organisation du cœur est plus vigoureuse chez
les personnes sanguines, il ne faut pas croire que ses
contractions sont plus violentes, ou du moins que le
sujet les ressent plus vivement. La plupart des aglobuliques ont des palpitations, et, par conséquent, sentent
battre leur cœur; les polyglobuliques ne présentent
rien de pareil. Les palpitations sont un symptôme insi-
gnifiant, ou du moins d'une très-faible valeur, chez les
hystériques, les chlorotiques, les hypochondriaques,
les personnes nerveuses, etc..., tandis que chez les
pléthoriques, elles indiquent le plus souvent une maladie organique. L'hypertrophie des ventricules est
même une maladie qui affecte fréquemment les polyglobuliques, et je pense qu'elle contribue beaucoup à
leur donner cette fatale tendance aux hémorrhagies
cérébrales.

Le pouls est lent, plein et fort.

Les artères ne font entendre aucun bruit anormal quand on les ausculte. Les sifflements d'oreilles sont très-rares, et ne sont jamais de longue durée : trois ou quatre sifflements qui correspondent à une douleur frontale et à des éblouissements, et tout rentre dans l'ordre. Nous voyons par là que ces sifflements diffèrent entièrement des murmures continus, des souffles monotones, des bruits de moulin, etc... qui tourmentent si souvent les aglobuliques.

La coloration des tissus, de la peau et des muqueuses, diffère singulièrement de celle des aglobuliques. Les joues sont recouvertes d'un incarnat vif et uni ; les conjonctives sont injectées ; les lèvres sont d'un rouge foncé, etc... Si la polyglobulie est portée à un haut degré, ces caractères s'exagèrent. La peau de la face est rouge-vin, les vaisseaux capillaires deviennent variqueux, les lèvres sont bleues, les yeux paraissent pleins de sang, etc... Le régime végétal au contraire imprime à ces tissus un aspect opposé. La peau et les muqueuses deviennent exsangues, les lèvres se décolorent, le teint se plombe et les yeux paraissent noyés.

ART. IV.

Influence du régime animal sur les sécrétions.

Le régime azoté influence certainement toutes les sécrétions, mais aucune ne présente de si grandes modifications que l'urine.

Un des premiers effets observés, c'est la diminution de sa quantité ; diminution qui ne porte que sur l'eau,

et non sur les sels, comme nous le verrons tout-à-
l'heure. Ce phénomène concorde parfaitement avec ce
que l'on observe chez les animaux. Les carnivores urinent très-peu, les herbivores urinent au contraire en
grande quantité. J'ai nourri pendant huit jours un lapin pesant 880 grammes, avec des herbes vertes pesant
4,282 grammes. Il a rendu 166 grammes de matières
fécales, et après les huit jours d'expérience, il pèse
890 grammes. Il a donc perdu par la transpiration ou
les urines 4,106 grammes. Or, sa transpiration devait
être fort peu de chose, car sa peau me paraissait très-
sèche; quant à sa transpiration pulmonaire, j'ignore
ce qu'elle était, mais elle ne pouvait être considérable chez ce lapin vivant dans l'obscurité et privé
d'exercice. Renfermé dans une cage dont le fond était
incliné, je pouvais peser exactement l'urine qu'il rendait chaque fois. Une première fois, il en rendit 60
grammes, une seconde fois 42 grammes; il urinait
excessivement souvent. Lorsque je le tuai, sa vessie
était distendue par une grande quantité de ce liquide;
elle était grosse comme un œuf de poule.

La diminution de quantité que l'urine éprouve sous
l'influence du régime animalisé ne porte que sur l'eau
qu'elle renferme; les matériaux solides et l'acide urique, en particulier, sont sensiblement augmentés. Il
est évident que si la quantité de ces substances ne chan-
geait pas, la diminution d'eau les ferait seule augmenter relativement. Mais l'augmentation de l'acide urique
est évidente sans supposer la diminution de l'eau :

1.° On peut le prouver directement en recherchant combien l'urine d'un polyglobulique, auquel on fait boire du vin blanc ou de la bière pour augmenter momentanément la sécrétion, en contient comparativement à celle d'un aglobulique : on le trouve toujours plus abondant chez les personnes soumises à un régime azoté.

2.° L'urine que l'on rend quelques heures après un grand repas, laisse déposer sur les parois du vase plus de cristaux d'acide urique qu'à l'ordinaire.

3.° Cet acide déterminant l'acidité du liquide, si vous recherchez quelles sont les urines les plus acides, vous trouverez que ce sont celles des polyglobuliques.

4.° Un chien nourri exclusivement avec des substances végétales finit par ne plus produire d'acide urique (Magendie).

5.° Les oiseaux carnivores *n'urinent que de l'acide urique;* les matières des oiseaux granivores en contiennent une faible proportion (Vauquelin).

6.° Les herbivores ne secrètent pas d'acide urique : leur urine est très-alcaline.

7.° Les carnivores secrètent beaucoup d'acide urique : leur urine est excessivement acide.

8.° L'homme, dans l'état normal, secrète peu d'acide urique : son urine est faiblement acide.

9.° J'ai nourri seize jours une personne bien portante, exclusivement avec des pommes de terre, quelques autres végétaux et des soupes maigres , avec privation de vins : l'urine était neutre , elle ne paraissait plus contenir d'acide urique.

L'acide urique n'augmente pas seul chez les sujets qui font usage d'un régime très-animalisé : l'urée , les phosphates , les chlorures , etc..., augmentent également ; du moins , c'est ce que semble prouver l'expérience suivante : faites évaporer au bain-marie des quantités égales d'urine prise, dans les mêmes conditions , chez divers individus , et vous trouverez que le résidu solide sera d'autant plus considérable , que l'alimentation aura été plus riche.

Ces faits nous donnent l'explication de la prédilection de la pierre et surtout de la gravelle (acide urique) pour les gens riches ; ils montrent la pathogénie et tracent la meilleure voie thérapeutique à suivre. M. Magendie est le premier physiologiste qui ait éclairé ces questions.

Les reins sont les principaux éliminateurs de l'azote en excès dans l'économie. Lorsque cette voie ne suffit plus , quand une alimentation succulente vient sans cesse en apporter de nouvelles quantités, quand l'économie est pour ainsi dire saturée , la nature s'en débarrasse en le déposant au pourtour des articulations, sous forme de concrétions pierreuses (urate de soude). Les concrétions goutteuses ont certainement pour origine une nourriture trop animalisée. C'est un fait parfaitement apprécié que la fréquence de cette maladie chez les riches. Une observation immense le prouve chaque jour : cette affection ne se rencontre jamais, si ce n'est très-exceptionnellement, dans les hôpitaux ou les hospices, qui sont l'asile des pauvres. Un fait également hors de doute, c'est la coïncidence de cette maladie avec la gravelle et les calculs d'acide urique.

La nourriture trop animalisée introduit donc dans l'économie un excès d'azote.

La forme sous laquelle se révèle à nous cet excès d'azote, est l'acide urique; c'est du moins là, la forme principale.

Cet acide urique tend sans cesse à être éliminé de l'économie.

Son élimination par les reins peut produire des calculs rénaux, des coliques néphrétiques, la gravelle et des calculs vésicaux.

S'il se dépose au pourtour des articulations, il constitue les concrétions goutteuses.

S'il se dépose sur les organes circulatoires, il produit plusieurs des plaques minérales artérielles, d'où résultent consécutivement les maladies organiques du cœur, des gros vaisseaux et probablement certaines hémorrhagies cérébrales et certaines gangrènes séniles.

En terminant cet article, je ne puis m'empêcher de rappeler une observation très-remarquable de M. Magendie : M***, négociant dans l'une des villes anséatiques, jouissait en 1814 d'une fortune considérable, vivait en conséquence, et avait une très-bonne table dont il usait avec peu de ménagements ; il était en même temps tourmenté de la goutte. Arrive une mesure politique qui lui fait perdre toute sa fortune et l'oblige à fuir en Angleterre, où il passe un an dans un état voisin de la misère, ce qui l'oblige à de nombreuses privations ; mais sa gravelle a complètement disparu. Peu à peu, il parvient à rétablir ses affaires, il reprend son ancien genre de vie et la gravelle reparaît. Un second revers lui fait perdre en peu de temps tout ce qu'il a acquis : il passe en France presque sans ressources ; son régime est en rapport avec ses moyens pécuniaires ; la gravelle disparaît. Enfin, son industrie lui rend encore une existence aisée; il se livre à son goût pour les plaisirs de la table, et avec eux reparaît la gravelle ; ce fut alors qu'il me consulta. Cet individu était en même temps atteint de la goutte, qui, suivant constamment les phases de la gravelle, a toujours paru et disparu avec celle-ci.

La bile des animaux herbivores renferme un corps complexe que l'on ne retrouve pas dans celle des carnivores : c'est le picromel. Évidemment la bile des aglobuliques ne doit pas ressembler à celle des polyglobuliques, mais je ne connais aucun travail à ce sujet et je n'ai pas fait de recherches.

En général, le régime animalisé augmente les sécrétions salivaires et cutanées. Nous avons vu que la viande absorbait plus de salive que les végétaux; nous savons également que les polyglobuliques ont la peau souple et onctueuse ; ils suent très-facilement. Mais les exceptions sont nombreuses. Les personnes dont le sang est pauvre, sont souvent sujettes à un ptyalisme fatigant. Nous savons également que les sécrétions intestinales sont augmentées par le régime végétal, et que cette augmentation peut produire des diarrhées séreuses.

ART. V.

Influence du régime animal sur la calorification.

Le développement du calorique dans l'économie animale paraît être en raison directe de celui des globules et de la fibrine, soit qu'il se développe dans tout le corps, soit qu'il ne s'élève que dans une région déterminée. D'autres circonstances peuvent influer sur la production de la chaleur, mais elle accompagne toujours la polyglobulie et la polyfibrine. Lorsque ces deux états organiques existent simultanément, le thermomètre atteint le degré le plus élevé : c'est ce que l'on observe chez les pléthoriques frappés d'une inflammation. Dans les inflammations locales non encore généralisées, la chaleur suit l'accumulation des globules et de la fibrine dans les capillaires encombrés. Elle s'y reproduit à mesure qu'on la soustrait : c'est ce que l'on voit lorsque l'on entoure de glace une région enflammée.

L'alimentation animale, en augmentant les globules, développe du calorique dans l'organisme, de même que le régime opposé où les hémorrhagies le diminuent. Les aglobuliques ont les extrémités froides, tandis que les polyglobuliques les ont aussi chaudes que le reste

14

de leur corps. Seulement, il faut préciser avec soin l'endroit où l'on fixe la boule du thermomètre. L'aisselle, la bouche, etc..., sont des parties où la température varie très-peu. Si on la plaçait sur des régions pourvues de beaucoup de graisse, ce qui est fréquent chez les polyglobuliques, on s'exposerait à faire erreur. La graisse conduit très-mal le calorique. Elle est parcourue par un petit nombre de vaisseaux et par suite elle est peu animalisée. Elle forme une sorte de couche ou de dépôt temporaire, presque en dehors de l'organisme. Cette enveloppe conduisant mal le calorique, il s'ensuit que les régions qui en sont recouvertes d'une épaisse couche ont une température basse. Les personnes polyglobuliques et grasses ont, en effet, les fesses, le ventre et les mollets très-frais, tandis que le creux de l'aisselle et l'intérieur de leur bouche, offrent une élévation notable de calorique.

L'élévation de la chaleur animale chez les polyglobuliques, s'explique par les circonstances suivantes, qui doivent avoir sur ce phénomène une grande influence : 1.º une plus grande quantité de sang produit plus de frottements ; 2.º une plus grande quantité de globules nécessite une fixation plus grande d'oxygène, et par suite, un développement plus considérable de calorique, à cause de cette circonstance du passage d'un gaz à l'état solide ; 3.º l'activité plus grande des fonctions qui multiplie et les frottements et les actions organiques.

Le développement de la chaleur animale procure aux sujets qui le présentent, un sentiment de bien—

être analogue à celui qu'on éprouve après un bon repas. Leur peau moite, souple et onctueuse ; leurs artères qu'ils sentent moëlleusement battre dans leurs membres ; l'assoupissement qui s'empare d'eux quand ils s'abandonnent au repos ; la chaleur douce répandue dans tout leur être, tout cela leur fait savourer le plaisir de se sentir vivre. Les aglobuliques qui sentent au contraire leurs pieds froids, leurs artères et leur cœur siffler ou battre violemment, leurs nerfs dessiner leur trajet par des traînées de douleur, éprouvent toujours de la souffrance et détestent souvent la vie. Entre ces deux extrêmes se place l'individu dans l'état exactement normal : ses globules sont à 125, sa calorification est moyenne, ses fonctions sont dans des conditions parfaites. La santé, dans toute sa plénitude, lui épargne les souffrances de l'aglobulie, mais ne lui laisse pas apprécier les charmes d'un léger état polyglobulique. Dans ces conditions, l'homme ne se sent pas vivre ; il apprécie mal la santé, ce grand bienfait de la Providence, et il faut qu'une maladie ou qu'un excès survienne pour lui faire savourer la jouissance de se sentir exister bien portant. L'ignoble *marquis de Sade*, cet homme qui avait poussé le cynisme le plus ordurier, et même le plus criminel, jusqu'à ses dernières limites, était blasé sur toutes les sensations agréables, et ennuyé de vivre. Ayant épuisé toutes ses honteuses ressources, il se faisait des incisions sur les membres, ou se précipitait d'un premier étage *pour se donner le plaisir de la convalescence !* Étrange aberration !

ART VI.

Influence du régime animal sur la génération.

Dans toutes les espèces animales, le régime azoté a une influence directe et bien connue sur la génération. On fait pondre et féconder les poules toute l'année, en leur donnant une nourriture abondamment pourvue d'azote : de la viande, des vers, des larves et des graines. Il en est de même des pigeons et des autres oiseaux domestiques : leur propagation est en raison directe de leur alimentation, et surtout de leur alimentation azotée. Les mêmes phénomènes s'observent chez le plus grand nombre des animaux domestiques.

Chez l'homme en est-il ainsi ? au premier aperçu, il semblerait que les populations pauvres et mal nourries prouvent le contraire ; ainsi, l'Irlande déguenillée est remarquable par ses nombreuses familles ; il en est de même des contrées les plus pauvres. Cette apparence ne peut induire en erreur. On sait que le calcul des riches explique leur petit nombre d'enfants, et que l'état misérable des pauvres, les rend indifférents à l'agrandissement de la famille. La question pourrait rester indécise si l'on n'avait, d'une part, l'exemple de ce qui se passe chez les animaux, et d'une autre part, ce fait important, que la stérilité peut être produite par l'aglobulie, et que le régime animalisé la guérit.

Les enfants des personnes soumises à un bon régime, sont en général bien développés, bien organisés, forts et sanguins ; ceux des gens mal nourris
sont, au contraire, remarquables pas leur teint pâle,
leur peau sale, leur aspect lymphatique et leur organisation chétive. Je parle, ici, plus particulièrement
de la population des villes et non de celle des campa-
gnes. Les enfants des paysans, avec une nourriture
presque exclusivement végétale (1), sont souvent remarquables par le développement de leurs muscles et
de leur squelétte, l'animation de leur teint et la puissance de leur organisme. En effet, comme nous l'avons
vu en commençant, l'alimentation ne constitue pas à
elle seule l'aliment ; le soleil, l'air pur, l'exercice en
plein champ, sont des parties du régime dont l'influence est telle sur les petits enfants de la campagne,
qu'une santé florissante contraste avec la santé souvent
délabrée de leurs parents. Que de fois ne me suis-je
pas surpris à m'étonner des différences de la mère et
de l'enfant ! Que de fois, à la vue d'un petit campa-
gnard de trois ou quatre ans, aux formes arrondies,

---

(1) Le soleil, l'air pur et vif, les mœurs honnêtes, le travail
musculaire influent puissamment sur la santé des personnes qui
vivent à la campagne. Les gens pauvres, dans la plus grande
partie de la France, s'y nourrissent presqu'exclusivement de pain,
car le reste de leurs aliments sont plutôt des condiments. Le
gluten du pain est donc leur seul aliment azoté ou à peu près.
Ils se portent mieux que les pauvres des villes, mieux nourris, à
cause des circonstances extérieures. Les scrofuleux ne sont pas si
communs parmi eux.

aux joues vermeilles, aux muscles puissants, n'ai-je pas gémi sur la mère de trente ans déjà usée et flétrie par un travail exagéré !

Le fait général est vrai, surtout pour l'habitant des villes : la bonne alimentation fait produire des enfants robustes. C'est là une des causes qui expliquent l'augmentation de la population, dans les pays où les familles, en général riches, n'ont que peu d'enfants.

On connaît depuis longtemps l'influence de l'alimentation animale sur les menstrues. On sait que ce moyen suffit pour les rappeler quand une mauvaise alimentation les a fait disparaître.

La misère, l'humidité, les privations, le mauvais air, le manque d'insolation, etc...., sont les causes habituelles des fleurs blanches. Les médecins physiologistes de tous les temps, ont placé en première ligne, comme moyen de guérison, les conditions opposées et surtout l'alimentation animale.

ART. VII.

Influence du régime animal sur la nutrition et le développement des organes qui reçoivent leurs nerfs du grand-sympathique.

L'absorption intestinale s'exerce d'autant plus activement, que la substance ingérée est plus animalisée. Il en résulte la formation de nombreux globules qui vont enrichir le sang et le dépôt d'une graisse plus

abondante dans les mailles du tissu cellulaire. Les globules graisseux paraissent être une simple modification
de ceux qui sont renfermés dans les aliments ; ainsi les
corps gras produisent un chyle abondant (Bouchardat),
où l'on reconnaît parfois la nature de la substance
ingérée dans l'estomac. Il faut cependant se garder de
croire que la graisse des animaux soit produite par un
simple transport. L'action digestive joue dans ce phénomène un rôle important, et la graisse elle-même, ne
serait pas digérée si elle était introduite isolément dans
les premières voies. Il faut qu'elle soit accompagnée de
fibrine, d'albumine, de gluten, d'amidon ou de tout
autre corps digestible et de condiments nombreux ;
sans cela, sa digestion serait incomplète, et elle se con-
duirait comme les substances végétales qui abandonnent peu de matériaux au chyme. Les substances
grasses prises à la dose de 60 grammes sont purgatives, et un chien qu'on essayerait de nourrir avec
elles, ne tarderait pas à succomber.

L'énergie vitale s'accroît sous l'influence de la digestion et de l'absorption des matières animales. Le sang
plus riche fixe plus d'oxygène, et développe plus de
calorique ; les sécrétions sont mieux élaborées ; les inflammations sont plus vives, mais se terminent plus
vite ; comme on le dit, elles sont plus franches ; les
fonctions, en un mot, acquièrent leur plus grand degré de perfectionnement.

Les organes acquièrent plus de force et perfection-
nent leur structure. Les matériaux réparateurs leur

arrivent en abondance ; les os des rachitiques se raffermissent ; les chairs molles et blafardes prennent plus de consistance et de couleur. La graisse se dépose dans les interstices des fibres, et enveloppe d'une couche protectrice les organes subjacents. Elle s'accumule surtout dans les parties où se passent des frottements, et où sa présence ne gêne pas, tout en étant utile. On en trouve en abondance autour du cœur, autour des intestins, dans les épiploons, etc. C'est une réserve que l'économie utilise en attendant qu'elle lui serve d'aliment.

Cette accumulation de matériaux dans les diverses parties du corps sous l'influence d'un régime réparateur, a conduit les médecins à conseiller un régime opposé et la diète (*cura famis*) pour faire disparaître les tumeurs. Cette médication compte quelques succès. Sous l'influence d'un régime insuffisant, la nature utilise les matériaux en réserve ; pour entretenir la vie, elle les soutire aux organes et finit par attaquer leur trame et celle des tumeurs anormales. Ainsi, l'on comprend très-bien qu'un épanchement sanguin puisse disparaître sous l'influence de ce moyen, mais il présente un double danger. Il peut, d'une part, généraliser une maladie locale, et d'une autre, il tend à favoriser la destruction des globules sanguins, destruction qui est souvent la conséquence des maladies auxquelles on veut s'opposer. La syphilis, les tubercules et le cancer sont dans ce cas.

CHAPITRE II.

DE L'INFLUENCE DU RÉGIME ANIMAL SUR LES FONCTIONS DE RELATION,

La surexcitation nerveuse imprimée par l'aglobulie aux fonctions de relation, loin d'augmenter la somme de leurs résultats fonctionnels, les affaiblit souvent et finit quelquefois par les rendre nuls. La polyglobulie sans avoir des conséquences funestes aussi immédiates, peut néanmoins produire des effets analogues. Cependant, pour que les fonctions de relation acquièrent toute leur énergie, le régime animal est indispensable; seulement il ne faut pas l'exagérer, et, mieux encore, il est bon de dépenser par des exercices musculaires le surcroît de matériaux qu'il introduit dans l'économie. Les fonctions sensoriales, cérébrales et locomotives, sont liées par d'intimes rapports. Les sens avertissent, le cerveau analyse, juge et ordonne; les muscles exécutent. Si l'aglobulie surexcite ces trois appareils, il est évident que les avertissements, les commandements et l'exécution ne pourront qu'être troublés. Le régime animal en augmentant les globules, ramène l'ordre et l'unité ; mais si ce régime conduit à la polyglobulie, l'apathie leur succède : là est le danger. Les muscles sont le meilleur moyen de l'éloigner. Leur action consomme les globules en excès que l'action sensoriale et cérébrale a laissé accumuler.

ART. I.er

Influence du régime animal sur la locomotion.

L'alimentation animale développe les organes du mouvement et leur puissance de contraction. L'homme bien nourri voit ses masses musculaires prendre un grand développement et ses forces augmenter en proportion. S'il exerce son appareil locomoteur, il revêt bientôt les attributs de la constitution athlétique. Les os se développent en épaisseur ; les apophyses s'allongent, les empreintes musculaires se marquent davantage, les ligaments et les aponévroses s'épaississent, les muscles augmentent de volume, etc... La graisse ne s'accumule plus avec abondance dans l'épiploon, et sous la peau des membres qu'elle arrondit, le sang la reprend et l'animalise dans les poumons ; les muscles se dessinent sous la peau ; les tissus rougissent, la chaleur animale augmente. Sous l'influence du régime animalisé et de l'exercice, le système musculaire atteint l'apogée de son développement, et la myotilité en même temps augmentée, reste entièrement au service de la volonté. L'aglobulique, au contraire, privé d'une partie de cette force, n'est même pas maître de celle qui lui reste ; ses muscles se livrent parfois à des mouvements désordonnés et involontaires qui finissent de la détruire.

Les muscles des carnivores sont plus développés que ceux des herbivores ; leurs fibres sont plus serrées, leur densité est plus grande ; ils exhalent une odeur plus pénétrante.

L'alimentation animale et l'exercice musculaire développant le tempérament athlétique, qu'arriverait-il si l'on supprimait l'un de ces deux termes ?

Les personnes qui exercent activement leurs muscles, et qui ont un régime peu animalisé, comme un grand nombre d'ouvriers, ne revêtent pas les attributs des constitutions athlétiques. Si leurs mouvements mettent en action tous leurs muscles d'une manière à peu près égale, ils ne prennent aucun développement. On est réellement frappé de la gracilité des bras et des jambes d'une foule de paysans, adonnés cependant à de rudes travaux. Si les mouvements mettent plus particulièrement en action un groupe de muscles, ils se développent aux dépens de ceux qui gardent un repos relatif. Ce phénomène se passe chez les individus le mieux alimentés, mais il n'est pas évident au même degré. Le muscle en action tend à augmenter de volume ; si l'alimentation lui fait défaut, il emprunte des matériaux aux autres organes, et la différence devient plus tranchée. Chez l'ouvrier des villes, une autre condition vient encore augmenter la difformité, c'est le relâchement des ligaments, la mollesse des tissus et celle des os.

Lorsque l'on fait usage d'un régime fortement réparateur, si on laisse dans l'inaction les organes locomoteurs, ils ne se développent pas. Les membres restent petits et s'arrondissent sous l'influence de la graisse qui se dépose sous la peau et dans les interstices musculaires. Le ventre, les lombes et les fesses prennent un volume exagéré et d'autant plus disgrâcieux, qu'il contraste avec les formes relativement exiguës des bras et des jambes.

ART. II.

Influence du régime animal sur les organes des sens et leurs fonctions.

Nous avons vu que les aglobuliques pouvaient être atteints de troubles visuels. Ces troubles visuels sont variables; souvent fugaces, ils se terminent parfois par l'amblyopie ou par l'amaurose : dans ce cas, cette amaurose est asthénique. Les mêmes symptômes morbides peuvent se rencontrer chez les personnes qu'une alimentation trop exclusivement animale a rendues polyglobuliques : ils sont alors produits par des causes opposées, et, si l'amaurose en résulte, elle est sthénique.

En général, les pléthoriques voient passer devant leurs yeux, surtout quand ils relèvent précipitamment la tête après l'avoir baissée, des étincelles ou des traînées lumineuses. A cette myodepsie étincelante, mais fugace, succèdent bientôt des sensations anormales et qui ne disparaissent plus. Le malade voit passer devant ses yeux des taches noires, *des mouches voltigeantes* qui semblent toujours tomber à la partie inférieure du globle oculaire. Cette affection est excessivement fréquente chez les pléthoriques, et en général, elle s'arrête heureusement à ce degré si léger. M. Velpeau pense que ces myodepsies noires sont dues à des linéaments pseudo-membraneux, albumineux, qui flottent dans les humeurs de l'œil et qui adhèrent par une extrémité à l'iris : ils résultent de l'inflammation de cette membrane. Certainement, le sujet porteur d'une pareille altération doit voir une tache noire, de forme variée, qui suit les mouvements de son œil, et qui tombe à sa partie inférieure quand cet organe est dirigé sur un objet qu'il fixe quelques instants ; mais je puis affirmer que j'ai observé environ dix malades qui présentaient ce symptôme, et qu'ils n'avaient jamais eu aucune inflammation oculaire : ils étaient tous polyglobuliques. Ces taches sont généralement semblables. Elles sont plus ou moins étendues et composées de points noirs engagés dans des canaux transparents. Si vous interrogez avec soin le sujet, il vous dira que ces points noirs sont parfaitement sphériques et se composent de deux cercles concentriques noirs, séparés par un espace circulaire transparent. Parfois, plusieurs de

ces points noirs se réunissent et se groupent de manière à donner à la tache l'aspect de la dentelle; dans
d'autres circonstances, les canaux apparaissent sans
points noirs, et s'ils sont appendus à la tache, ils figu-
rent les pattes de la mouche dont elle serait le corps.
On comprend quelles variétés peuvent résulter de ces
combinaisons; aussi, les malades se plaignent-ils suivant
les cas, de voir des mouches, des araignées, des toiles
d'araignées, de la dentelle, des papillons, etc... Un
malade qui m'a souvent dessiné une de ces taches qui
le tourmente, m'a tracé sans l'avoir jamais vue, l'image
au microscope de quelques vaisseaux capillaires ténus
renfermant des globules. Je me suis demandé si cette
lésion ne pourrait pas dépendre de l'irritation de quelques vaisseaux de la rétine et mieux de la membrane
hyaloïde par l'introduction de globules du sang qui,
dans l'état normal, n'y passeraient pas. Quoiqu'il en
soit de l'explication, le fait est constant et très-com-
mun. J'ai hâte d'ajouter que l'amaurose en est rarement la suite, je n'en ai pas vu d'exemple. Ces taches
demeurent indéfiniment sans modifications ou finissent
par disparaître. Chez deux sujets que je vois journellement, elles existent depuis trente ans chez l'un, et
depuis quatre ans chez l'autre. Leurs yeux sont con-
gestionnés habituellement.

Les fonctions de l'ouïe sont rarement malades chez
les polyglobuliques. S'ils ressentent quelques sifflements
d'oreille, c'est quand ils se congestionnent le cerveau
soit par un effort, soit par l'action de se baisser ou
d'éternuer, etc... Ces sifflements sont saccadés, de

courte durée ; ils ne ressemblent pas aux murmures continus, aux bruits de flots incessants, aux tintements perpétuels éprouvés par les aglobuliques.

Le goût, l'odorat et le tact ne paraissent influencés ni par l'alimentation animale, ni par la polyglobulie.

ART. III.

Influence du régime animal sur les phénomènes physiques de la respiration.

Les polyglobuliques ont en général une poitrine large et bombée. Un sang abondant et riche tend à augmenter l'ampleur du thorax en activant les fonctions pulmonaires. Nous savons que la polyglobulie peut être cause et effet. Une poitrine étroite est un obstacle au développement de la pléthore, parce que le perfectionnement du sang se fait dans le poumon ; d'un autre côté, un sang que l'alimentation enrichit, tend à élargir le thorax en activant la fonction. Une poitrine large peut coïncider avec l'aglobulie, suite d'un mauvais régime ; mais dans ce cas, les globules du sang pourront augmenter facilement sous l'influence d'aliments plus réparateurs, parce que le poumon est assez développé pour oxygéner les nouveaux globules.

Ces idées ont pour moi une importance pratique. Les sujets anémiques guérissent plus lentement, lorsqu'ils ont une poitrine étroite. Dans ce cas, on aide le traitement réparateur en exerçant les muscles qui tendent à élargir le thorax, soit par la parole et le chant, soit par la gymnastique.

Les sujets anémiques, à poitrine large et bombée, guérissent souvent avec une facilité suprenante. Des personnes malades depuis plusieurs mois, peuvent guérir en quelques jours sous l'influence des toniques et d'un régime convenable.

Les inspirations sont peu fréquentes chez les pléthoriques; nous savons qu'elles sont en rapport avec les contractions du cœur.

ART. IV.

Influence du régime animal sur l'encéphale et par conséquent sur le moral.

Nous avons établi précédemment que les manifestations fonctionnelles du système nerveux et du système sanguin sont en raison inverse, c'est-à-dire, que plus un individu est sanguin, moins il est nerveux; et plus il est nerveux, moins il est sanguin. Hippocrate avait déjà dit : Le sang est le modérateur des nerfs.

Nous rappelant ce principe, nous comprenons, à priori, que les sujets nourris de matières animalisées, et devenus polyglobuliques, présentent des troubles nerveux d'une certaine forme; les fonctions cérébrales sont *masquées, comprimées* et *étouffées*, pour ainsi dire, par l'abondance des globules; ils deviennent *apathiques*. (α-πασχομαι).

Examinons les faits.

L'alimentation animale ne plonge pas de prime-abord le sujet dans l'engourdissement nerveux qui constitue l'apathie; pour qu'elle produise ce résultat, il faut qu'elle agisse un certain temps et qu'elle augmente les globules.

Les effets immédiats ou directs de cette alimentation sur les fonctions cérébrales sont directement opposés. Après un bon repas, une personne dont les globules sont à 125, sent augmenter ses forces physiques et son énergie intellectuelle : ses idées sont plus nettes, son jugement plus sûr, sa volonté plus assurée. On dit, par exemple, et l'on a souvent répété que l'alimentation animale enflammait le courage... Oui, l'alimentation animale donnera ou rendra du courage à un sujet soumis depuis longtemps à un mauvais régime, parce qu'elle lui donnera le sentiment de plus de forces; oui, cette alimentation donnera du courage pendant quelques instants après le repas, surtout s'il y a eu ingestion d'alcool, mais l'homme soumis habituellement et depuis longtemps à un régime azoté, n'est pas plus courageux que celui qui suit un régime normal.

Les effets secondaires consistent évidemment dans l'oppression des manifestations nerveuses.

Pour rester dans l'état normal, pour ne pas tomber dans l'aglobulie, et pour éviter la polyglobulie, l'homme doit, comme l'indique son organisation, se

15

nourrir simultanément de substances végétales et animales. Si, quand il jouit d'une santé parfaite, il exagère le régime animalisé, la polyglobulie survient et son moral éprouve les modifications que nous allons décrire.

Après quelques jours de ce régime, quand même le pain en ferait partie (1), les globules augmentent rapidement; la tête devient lourde, le besoin de dormir se fait plus souvent sentir, les idées ne se succèdent plus avec autant de rapidité, l'imagination devient moins active et les travaux de l'esprit sont plus difficiles. Ordinairement, l'embonpoint accompagne ces symptômes cérébraux, à moins que l'exercice musculaire ne dépense la richesse de l'alimentation, mais alors les troubles du cerveau ne se montrent qu'à un faible degré ou même sont nuls.

A cet assoupissement, à cette lenteur des idées, à cet engourdissement de l'imagination, à cette apathie générale, succèdent bientôt d'autres phénomènes plus tranchés.

_____

(1) Il faut nécessairement que le pain en fasse partie pour expérimenter un certain temps. Je n'ai jamais pu malgré mes instances soumettre un aglobulique à un régime exclusivement animal. Je l'ai tenté sur un diabétique; mais après six jours, il ne voulait pas continuer. Sur moi-même, je n'ai pas été plus heureux : une dysurie se manifesta le troisième jour, et le dégoût devint tel que je fus obligé d'abandonner. En ajoutant du pain, substance très-azotée, le régime peut être suivi. Le pain et la viande constituent pour l'homme le régime le plus animalisé possible.

L'assoupissement devient plus prononcé, le besoin de sommeil plus impérieux ; c'est en vain que le sujet s'efforce de le vaincre, une puissance plus forte que sa volonté, l'oblige de satisfaire cet impérieux besoin. D'ailleurs, n'est-ce pas pour lui une jouissance ? Les globules oppriment sa puissance nerveuse, ils s'opposent à ses manifestations fonctionnelles; pour eux, le sommeil est la victoire la plus complète qu'ils puissent remporter sur les nerfs. Le sommeil, en effet, est constitué par la suspension plus ou moins entière de l'action encéphalique volontaire. Il en résulte que le sommeil est d'autant plus facile et profond, que les globules sont plus nombreux, car diminuant par leur nombre l'excitation nerveuse, ils diminuent également et les fonctions cérébrales involontaires qui s'opposent à la suspension d'action des fonctions volontaires, et les fonctions cérébrales volontaires qui, dès lors, peuvent se suspendre plus facilement. Plus la polyglobulie est prononcée, plus le sommeil est facile et profond. Les polyglobuliques s'endorment facilement, dorment beaucoup et se réveillent difficilement. Plus l'aglobulie est prononcée, plus le sommeil est difficile, court et léger. Observons-nous, en effet, chez les aglobuliques ces sommeils fréquents, prolongés et profonds ? Non certainement. Leurs nerfs mal contenus par le petit nombre de leurs globules ne laissent pas suspendre leur action, les excitent sans cesse et s'opposent au sommeil. Quand il arrive, il est imparfait et léger ; le moindre bruit l'interrompt ou le trouble ; les aglobuliques se sentent dormir et des rêves pénibles les tourmentent.

Ces faits qui montrent l'intensité du sommeil en rapport avec la pléthore, concordent merveilleusement avec ce que nous avons établi précédemment. Ils démontrent jusqu'à l'évidence que les manifestations fonctionnelles des nerfs et les manifestations fonctionnelles du sang sont en raison inverse.

Si les idées étaient d'abord plus lentes à se produire que dans l'état normal, il faut bientôt un certain travail pour les rendre nettes et lucides. Le polyglobulique n'aime pas à penser, cela devient pénible pour son cerveau. Si avant de tomber dans cet état, il occupait un rang distingué dans les sciences ou dans les arts qu'il faisait progresser par ses travaux ou qu'il enrichissait de ses productions, en général, il suspend le cours de ses découvertes, il ne produit plus rien. Le calme, le repos, la retraite, voilà toute son ambition; il accuse ses fatigues antérieures, son âge, ses travaux passés; le mouvement lui fait peur; il n'aspire plus qu'aux jouissances de l'inaction, il s'endort au milieu de sa gloire.

Certes, il me serait facile de citer des noms historiques soit dans la politique, soit dans les sciences, soit dans les lettres, qui prouveraient ce que je viens d'avancer. Si je rappelais tous les hommes de génie qui ont parcouru une longue carrière, nous verrions que ceux qui ont montré jusques dans un âge avancé une aptitude égale dans leurs travaux, sont en général des hommes maigres, secs, du moins fort éloignés de la polyglobulie. Ceux au contraire dont l'embonpoint, la goutte ou la gravelle a trahi l'état pléthorique, nous les verrions ou bien se retirer, ou du moins rester stationnaires, et ne plus faire faire aucun progrès aux sciences ou aux arts qu'ils cultivaient naguères avec éclat. Aussi, est-il rare qu'une personne restée maigre pendant sa jeunesse, s'illustre par des travaux intellectuels, quand ses globules sont augmentés, quand l'embonpoint vient l'appesantir. Voyez si les peintres et les sculpteurs anciens ou modernes ont quelquefois représenté les Dieux, les héros ou les grands hommes avec l'attribut le plus commun de la polyglobulie, un abdomen proéminent.

Cet état est grave pour le physiologiste qui scrute profondément les lois de la genèse des altérations organiques, tandis que pour le vulgaire et pour bon nombre de médecins, il est l'attribut de la plus brillante santé. Combien de fois, en analysant, les symptômes d'un polyglobulique atteint de la goutte, de la gravelle ou d'hémorrhoïdes, etc..., le praticien s'arrête à ce diagnostic : goutte, gravelle, hémorrhoïdes! Pour lui, ce qui caractérise l'état organopathique, ce sont les pissements de sang, les douleurs articulaires, les tumeurs et les épreintes anales, tandis que ces symptômes secondaires devraient le faire remonter non pas seulement à l'existence du sable dans la vessie ou des veines rectales dilatées, mais plutôt à la cause première et radicale, l'augmentation des globules, pour conduire au seul traitement efficace, le régime végétal.

Lorsque le chirurgien a débarrassé la vessie d'un calcul d'acide urique, l'œuvre du thérapeutiste n'est pas finie; il faut changer la masse du sang (et cette expression a maintenant pour nous un sens précis) pour s'opposer à la récidive. Les médecins se bornent-ils à appliquer du calorique aux chlorotiques pour augmenter leur caloricité diminuée? Quand on a ponctionné une ascite ou un abcès par congestion, reste-t-on spectateur inactif? Eh bien! lorsque les altérations organiques indiquent que le sang est malade, qu'il en résulte des lésions secondaires, que ce soit la goutte, la gravelle, la somnolence, l'apathie, la lenteur des idées, la diminution de l'imagination, etc... n'importe, ne faut-il pas se pénétrer de la gravité de la position du sujet, puisque l'on possède des moyens d'une grande puissance pour ramener l'organisme à son type normal? Il n'en faut pas douter, l'homme qui présente ces troubles moraux, intellectuels, cérébraux, etc... est sous l'influence d'une composition du sang qui se traduira tôt ou tard par des symptômes dangereux, si dangereux même, que vous serez souvent désarmé contre eux. Il est bien temps de saigner l'hémiplégique quand un caillot a désorganisé sa pulpe cérébrale! Il est bien temps d'instituer une médication, lorsque des congestions répétées ont produit la démence infantile! Il est bien temps de soumettre au traitement de Valsalva, une hypertrophie du cœur qui a triplé ses parois (1)!

_____

(1) Le traitement de l'auteur italien a-t-il guéri un seul malade? Vous rendez un sujet exsangue, que se passe-t-il dans les fonctions du cœur? Vous donnez naissance à des palpitations nerveuses qui nécessairement entretiennent l'hypertrophie par l'exaltation de l'action fonctionnelle.

Le plus grand nombre des médecins pense qu'il ne faut pas guérir les hémorrhoïdes, que c'est une fonction supplémentaire. On a même composé un ouvrage intitulé : *Des maladies qu'il ne faut pas traiter*, et les hémorrhoïdes sont au premier rang. Je partage certainement cet avis. La fluxion hémorrhoïdale est un acte prévoyant de la nature (1). Le sang est trop riche, trop abondant ; elle s'en débarrasse par le rectum, et les accidents qui pourraient résulter de cet excès de matériaux sont évités. Mais s'il ne faut pas traiter le symptôme, s'il ne faut pas fermer grossièrement et mécaniquement l'issue au sang qui s'écoule, s'il ne faut pas s'opposer à ce bienfait de la nature, n'est-il pas d'une saine physiologie de combattre la polyglobulie, la richesse maladive du fluide sanguin, et d'en tarir secondairement l'écoulement rectal en détruisant la cause même de cet écoulement ?

Je l'ai déjà dit, et je le répéterai à satiété : non, l'individu chez lequel un régime trop animalisé a produit les troubles cérébraux que je viens de signaler, non, cet individu, malgré son embonpoint, malgré les couleurs de son visage, malgré sa bonne apparence, non, cet individu n'est pas à l'état normal. Surveillez-

---

(1) Ces actes prévoyants de la nature s'expliquent quelquefois. Dans l'espèce (polyglobulie), il est évident que *la fibrine est diminuée relativement*, d'où les hémorrhagies plus faciles. Les polyglobuliques ont des hémorrhagies soit par le nez, soit par le rectum, soit par les bronches (très-rare), soit dans le poumon (apoplexie pulmonaire), soit dans le cerveau, etc.

le, changez son régime, ou attendez-vous à des accidents matériels dont ne le préserveront ni l'immunité de quelques-uns qui se trouvent dans les mêmes conditions organiques, ni le sentiment de force et de santé qu'il éprouve dans tout son être.

Si une des maladies que nous mentionnions tout-à-l'heure ne vient pas mettre fin à l'existence du polyglobulique, l'affaissement intellectuel fait des progrès.

La tendance au sommeil augmente, et d'effet devient cause ; la langue perd de son agilité, s'épaissit, suivant l'expression vulgaire ; les idées se produisent et se coordonnent plus difficilement encore ; l'imagination s'émousse et se détruit. Les facultés affectives, la sensibilité, la volonté, etc., diminuent de puissance, et ne se prêtent qu'un secours insuffisant. Le malade n'est plus maître de lui-même. Pour les motifs les plus frivoles, il ne peut retenir ses larmes ; il pleure comme il rira bientôt, sans motifs sérieux. J'ai connu un polyglobulique sujet aux congestions cérébrales, dont le moral autrefois fortement trempé, s'était affaibli au point qu'en lisant le titre de l'almanach, ces mots *l'an de grâce....* lui arrachaient des larmes ! Le sujet est tour à tour égoïste, compatissant, méchant, humain, tendre, impitoyable ; il veut ceci, il veut cela ; aujourd'hui tout le contente, demain tout le fâchera.

Arrivé à ce degré, le polyglobulique ne vit plus que pour sa passion favorite. Les jouissances intellectuelles ou morales n'ont pour lui aucun attrait ; sa vie, c'est manger.

Des lésions matérielles graves ne tardent pas à survenir.

Les hémorrhagies, les ramollissements et les endurcissements cérébraux ; les épanchements sous-arachnoïdiens ; les applatissements des circonvolutions, etc..., sont les lésions organiques qui finiront la vie en produisant d'abord les hémiplégies, les paralysies générales, la démence. Tristes conséquences ! plus tristes encore quand on réfléchit qu'on pourrait éviter quelques-uns de ces malheurs, si l'on ne considérait pas la constitution polyglobulique, comme le type d'une belle santé ! J'appelle de tous mes vœux un ouvrage élémentaire qui décrirait l'augmentation des globules du sang et les innombrables dangers qui l'accompagnent (1).

---

(1) Hippocrate avait reconnu les dangers qui accompagnent le tempérament polyglobulique. Celse a dit positivement que les personnes de ce tempérament doivent se défier de leur santé : *suspecta habere sua bona debent* (lib. 2. cap. 2) Huxam (*Essai sur les fièvres*, ch. iv), émet une opinion analogue; *la surabondance d'un sang même bien conditionné est un degré de maladie.*

APPENDICE.

De l'alimentation dans les diverses conditions de la vie.

Le but le plus noble de la physiologie parce qu'il est le plus utile, est d'éclairer l'hygiène et la thérapeutique. Je ne croirais pas avoir atteint celui que je me suis proposé, si je ne faisais l'application de ce qui précède, à la diététique de l'homme sain et de l'homme malade.

De l'alimentation dans l'enfance.

Lorsque l'enfant vient de naître, la nature lui a préparé un aliment aux dépens du sang de sa mère. Cet aliment est donc plus ou moins analogue avec celui qu'il recevait dans l'utérus : celui-ci vient du sang élaboré par le placenta, celui-là du sang élaboré par la glande mammaire.

Le lait maternel est évidemment la nourriture qui convient le mieux à l'enfant, c'est la providence qui l'a préparée. Dans les premiers jours, c'est une eau laxative; plus tard, les globules et les matériaux solubles deviennent plus abondants; après quelques semaines, c'est un aliment très-réparateur par les substances azotées et par les sels minéraux qu'il renferme.

Si l'on ne peut nourrir l'enfant avec du lait, quel sera l'aliment le plus convenable? Faudra-t-il imiter ces personnes qui pensent ne devoir donner que de l'eau, du sucre et de la fécule? Non certainement (1). Il faut autant que possible donner des substances azotées; ainsi, une soupe composée avec de l'eau, du sucre et du pain ordinaire; des bouillons de viande plus ou moins chargés suivant l'âge de l'enfant, etc... Si le lait de la mère est insuffisant, c'est encore aux mêmes aliments qu'il faut avoir recours. Il m'est plusieurs fois arrivé de donner avec succès à de très jeunes enfants épuisés par un lait trop faible en matériaux alibiles, et sur le point de succomber, des bouillons concentrés ou même du jus de viande.

Dans les premiers temps de sa vie, l'enfant a besoin d'une nourriture animalisée et riche pour pouvoir fournir des matériaux au développement de ses organes; le priver, c'est faire un contre-sens. Il supporte très-mal la diète, et les hémorrhagies légères peuvent

(1) Dans les premiers jours, l'eau sucrée suffit. Je parle ici des enfants de quelques mois.

avoir les suites les plus graves. A cet âge, la nutrition est la fonction en relief ; manger et dormir sont les principaux actes de la vie.

Vers le septième mois, l'apparition des dents indique que l'enfant doit prendre autre chose que du lait. Je pense qu'il est alors fort utile de donner du jus de viande, de la viande, du pain et même du vin rouge. Ces préceptes sont de rigueur, si les enfants ont une tendance lymphatique qui s'observe si souvent, et qui se traduit à l'extérieur par la bouffissure, la teinte blanche et la finesse de la peau, la grosseur du ventre et la présence des vers intestinaux. Le plus grand nombre de ceux qui, élevés dans les villes ou dans des endroits humides, reçoivent peu l'action bienfaisante des rayons solaires, présentent ce tempérament, et ont besoin d'une nourriture animale.

Les enfants élevés à la campagne sont dans des conditions différentes. Ceux des paysans sont forts et vigoureux jusque vers l'âge de sept ou huit ans, et leur nourriture est en général déplorable. Il est évident que l'exercice en plein champ, l'air pur qu'ils respirent et les rayons du soleil contrebalancent ce que leur alimentation a de défectueux. Mais à mesure qu'ils avancent dans la vie, l'insuffisance de la nourriture s'ajoutant à leurs rudes travaux se fait de plus en plus sentir.

Si je donne le conseil de nourrir les enfants lympha-tiques des villes avec des substances azotées, je suis loin de penser que l'on puisse entièrement contrebalancer l'influence fâcheuse de l'humidité, du mauvais air et de l'obscurité. Ces substances alimentaires sont dans ces circonstances une bonne condition, mais voilà tout. C'est en vain que l'on donne des aliments réparateurs à un scrofuleux privé de lumière ; ses globules augmentent, mais ne rougissent pas. Le soleil et l'air des champs peuvent remplacer la bonne alimentation ; la viande et le vin ne remplaceront jamais la lumière.

On comprend combien les enfants ont besoin d'une bonne alimentation. Leur développement rapide nécessite une assimilation considérable de substances organiques et de minéraux. Si on ne fournit pas les matériaux suffisants, il peut survenir un épuisement consécutif qui se traduit par des douleurs d'estomac, des maux de tête ou par des altérations organiques, comme les scrofules ou le rachitisme. Il m'est arrivé plusieurs fois d'être consulté pour des enfants de huit à treize ans, que l'on croyait faibles de poitrine ou atteints de gastrite, et que l'on nourrissait de fruits, de laitages, de féculents, de lait d'ânesse, etc... Ces enfants étaient pâles, chétifs, maigres, toujours souffrants ; il me suffisait de conseiller un régime réparateur et animalisé pour les rappeler à la santé.

De l'alimentation dans la période de la vie qui précède la puberté.

Pendant l'enfance et jusqu'à l'âge de la puberté, les jeunes filles ressemblent physiquement et moralement aux jeunes garçons. La peau a la même finesse ; le du-

vet fin et soyeux qui la recouvre est disposé sur les
mêmes régions ; le tissu cellulaire qui la double, arrondit au même degré leurs membres délicats, et les vaisseaux qui s'y ramifient la colorent du même incarnat.
Leurs squelettes ne présentent aucune différence : les
courbures, les rapports et la densité des os sont identiques. Si nous passons en revue les autres organes,
nous trouverons toujours la même ressemblance.

Le moral est soumis aux mêmes lois : tant que les
organes générateurs ne sortent pas de leur assoupissement, les fonctions cérébrales des jeunes filles sont
conformes à celles des jeunes garçons. Elles partagent
les mêmes jeux et ont les mêmes plaisirs. Comme eux
elles aiment le bruit et les exercices du corps ; elles
sautent, elles courent ; elles poussent instinctivement
de fréquents cris de joie pour exercer leurs organes
pulmonaires. Elles se mêlent avec eux comme avec
leurs compagnes, sans honte, sans pudeur, sans coquetterie. Si l'on jette les yeux sur un groupe d'enfants,
on voit chez tous la même souplesse, la même légè-
reté, le même entrain, le même abandon, le même
regard, la même physionomie. C'est toujours la même
franchise, le même bonheur, la même insouciance répandue sur leurs frais visages et leurs yeux remarquables par la teinte bleuâtre qui s'échappe à travers
la semi-transparence de la sclérotique, expriment les
mêmes sentiments.

A une époque que font varier les climats, le régime,
l'éducation et plusieurs autres circonstances extérieures, la nature, qui jusque-là s'était uniquement occupée

de la conservation de l'individu détermine des phénomènes organiques qui préparent les fonctions conser-
vatrices de l'espèce. Les modifications qui s'opèrent
dans l'organisme ne sont pas brusques et instantanées :
la puberté est toujours précédée d'avant-coureurs an-
nonçant qu'elle va s'établir. Ces phénomènes transi-
toires varient en intensité et en durée, mais ne manquent jamais.

On pourrait appeler cette période de la vie : la *prépuberté*.

La peau des jeunes garçons se fonce un peu, surtout celle de la verge et des bourses. Il en est de
même de leur système pileux qui prend aussi plus de
rudesse. Les corps de leurs muscles grossissent ; il
en résulte que leurs membres perdent ces contours
arrondis qui nous plaisent tant chez les enfants. Les
apophyses de leurs os deviennent plus saillantes et
contribuent encore à leur donner des formes angu-
leuses. La rondeur du cou s'efface par la saillie du
cartilage thyroïde. La voix se fausse, elle tend à prendre un timbre plus grave. Les organes de la génération prennent plus de volume ; ils deviennent le siège
de sensations encore indécises, mais voluptueuses, qui
conduisent fatalement à la masturbation le plus grand
nombre. Les mamelles reçoivent le contre-coup de cet
ébranlement général. Elles deviennent sensibles ; il s'y
fait un afflux sanguin qui détermine sous le mamelon
une tumeur du volume d'une noisette ou d'une noix.

Parfois ce mouvement vital va plus loin et il s'écoule un liquide qui a toutes les qualités physiques du lait.

Ces changements physiques en déterminent nécessairement dans les fonctions cérébrales, c'est-à-dire dans le moral. Cette vie nouvelle qui se répand dans l'organisme étonne et inquiète souvent le jeune homme. Il étudie et scrute de toute façon cet instinct nouveau qu'il ne comprend pas encore. Il aime le silence et la solitude où il peut facilement replier son âme en lui-même. Bientôt il aperçoit le but de la nature, mais incomplètement et comme à travers un voile. Il lui semble qu'il est seul sur la terre à éprouver ces sentiments; il croit qu'on les lit empreints sur son visage; il a honte de lui-même. Devant le monde, il est embarrassé et maladroit; il craint qu'on le questionne sur ce qu'il éprouve; et, chose remarquable! lui qui bientôt sera l'agresseur, il rougit devant les femmes et leurs regards le couvrent de confusion! Il les fuit, lui qui les aime déjà toutes!

L'imagination ne tarde pas à créer de voluptueuses images qui le poursuivent sans cesse : il en est obsédé pendant ses jeux et pendant ses travaux; dans son sommeil, elles lui font éprouver d'indicibles sensations. Son âme désire ardemment une possession réelle et matérielle, mais son courage lui fait défaut. Il recherche l'isolement pour caresser ses chères images, et c'est en pensant à elles qu'il se livre à des plaisirs solitaires. Heureux encore quand son imagination en délire ne le porte pas à des actes d'une plus dégra-

16

dante nature, ou que des compagnons plus âgés et plus entreprenants ne l'entraînent pas dans de mauvais lieux où il flétrit et dessèche les premières fleurs de sa jeunesse.

La jeune fille, avant la puberté, éprouve également des modifications importantes. Sa taille s'élance, ses traits perdent leur caractère enfantin, ses yeux s'entourent d'un cercle bistré. Si sa peau reste la même ; si ses membres ne perdent ni leur rondeur, ni leur gracilité, d'autres organes éprouvent des changements. La poitrine s'élargit par l'allongement des clavicules pour préparer la place qu'occuperont les mamelles, les os des hanches se déjettent en dehors et entraînent avec eux la partie supérieure des cuisses qui deviennent alors plus obliques de haut en bas et et de dehors en dedans. Les mamelles s'arrondissent, une teinte rosée entoure le mamelon. Ces phénomènes coïncident avec un afflux sanguin qui se fait dans l'utérus et ses annexes. A cette époque de la vie, le tissu cellulaire situé au-devant des pubis, prend de l'accroissement et constitue par son développement cette éminence arrondie qui a reçu le nom de mont de Vénus. La peau qui le couvre s'ombrage de poils plus épais et plus rudes. La vulve et les différents organes qu'on y rencontre, acquièrent une sensibilité particulière qui rend voluptueux les plus légers attouchements.

Ces transformations organiques ne tardent pas à se faire sentir sur les fonctions cérébrales. La jeune fille devient inquiète et rêveuse. Elle ne peut, dans les

premiers moments, analyser et juger les sensations
nouvelles qui viennent assaillir son âme; mais elle
éprouve dans tout son être quelque chose d'indéfini
et d'extraordinaire qui lui imprime une sorte de mélancolie. Elle abandonne ses premiers jeux; elle devient, comme on le dit, plus posée et plus sérieuse;
elle rougit devant les hommes; comme les jeunes garçons, elle recherche la solitude et s'y complaît; elle
devient pudique avant de savoir pourquoi.

Tel est le tableau des phénomènes précurseurs de
la puberté. Je n'ignore pas qu'il est incomplet, mais
j'ai essayé de préciser cette période du développement
humain que l'on confond généralement avec la puberté. Dans l'enfance, les deux sexes se ressemblent physiquement et moralement. Lorsque les organes génitaux se préparent au grand acte de la reproduction,
la scène change : des transformations physiques s'opèrent et par suite les fonctions cérébrales se modifient.
Dans les deux sexes, les organes tendent progressivement vers leur but fonctionnel, et pendant que ces
changements s'opèrent, il naît des sensations internes
inconnues qui modifient l'intellect. Les pensées et les
sentiments sont indécis; une inquiétude vague règne
dans l'esprit; des voluptés inconnues, une vie nouvelle apparaissent, mais obscurcies par le doute et la
crainte. Enfin, les organes générateurs acquièrent
toute leur activité, le voile se déchire, et les deux sexes
savent quel est le but auquel les destine la nature.

La *prépuberté* est souvent accompagnée d'orages.

L'organisme se fatigue promptement de l'ébranlement général produit par la masturbation. Les jeunes garçons deviennent pâles, leurs yeux se cernent, leur teint se flétrit. Ils ont des douleurs vagues dans les membres, des gastralgies, des maux de tête, des palpitations et d'autres signes de la chlorose. Je pense que dans ce cas, le régime doit être aussi animalisé que possible.

Si la prépuberté était accompagnée de pléthore, il faudrait le rendre moins réparateur. Mais je pense qu'il doit être très-rare qu'on soit obligé d'agir ainsi ; car la croissance d'un côté et la masturbation de l'autre, tendent sans cesse à user les globules.

Chez la jeune fille, la prépuberté s'accompagne rarement de pléthore. Les bouffées de chaleur qu'elle ressent au visage, les maux de tête qui semblent en dériver, dépendent plus souvent d'un équilibre vicieux du sang et de la chaleur animale. Il faut se garder des émissions sanguines et de la diète dans ces circonstances. Les médecins ont généralement raison de prédire que ces phénomènes disparaîtront avec les règles, mais ils se trompent en pensant que c'est l'écoulement de sang qui les fait cesser. C'est l'inverse qui arrive. Ils cessent quand le sang est à l'état normal, et c'est quand le sang est à l'état normal que les règles apparaissent. Cette fausse pléthore est souvent cause qu'on ruine la santé d'une jeune fille. On la saigne au pied, on lui met des sangsues pour l'en délivrer, on ne fait que détruire les globules, et on retarde par conséquent l'apparition des menstrues.

Le plus ordinairement le sang s'appauvrit. Les muqueuses se décolorent, la peau prend une teinte qui varie du blanc au vert en passant par le jaune sale, la physionomie exprime la souffrance; ajoutez à ce triste tableau que les hanches et les seins ne se sont pas totalement développés, et vous aurez l'ensemble d'une jeune fille aglobulique avant l'éruption de ses règles. Parfois, il y a des maux de tête intolérables, des gastralgies, une dépravation du goût qui porte à manger des objets sales et même nuisibles; les jambes sont faibles; le cœur est affecté de palpitations; les carotides soufflent, les oreilles sifflent; le système nerveux en totalité est ébranlé par l'aglobulie... C'est alors que l'on voit survenir la chlorose, la chorée, l'hystérie et les autres manifestations de l'aglobulie.

L'alimentation animale est ici essentiellement utile; il faut même y joindre l'insolation, les ferrugineux, le séjour à la campagne, les bains de mer.

Je ne prétends pas que les jeunes filles deviennent toutes aglobuliques à l'approche de leurs règles, mais le plus grand nombre le deviennent, et toutes ont de la tendance à le devenir. Il est donc évident qu'en règle générale, il faut à cette époque prescrire un régime animalisé et éviter les émissions sanguines.

De l'alimentation dans la jeunesse et l'âge mûr.

Les différences qui séparent les deux sexes à cette époque de la vie, ont été appréciées par tous les observateurs. La peau, le système pileux, le tissu cellulaire, les courbures des os; le développement du thorax, du bassin et de la glande thyroïde; le système musculaire, etc…, et, au moral, les idées et les sentiments ont été analysés dans leurs dissemblances. Tous les physiologistes ont fait ressortir la sensibilité exquise de la femme, et l'infériorité de l'homme à cet égard. Ce fait est si évident que dans l'antiquité la plus reculée, il avait frappé tous les yeux. Les Hébreux ont appelé la première femme *Eve*, c'est-à-dire, la vie, le principe immatériel, et les Grecs affectionnaient les noms qui rappellent leur sensibilité : Psyché est synonyme d'Eve.

La surexcitation nerveuse des femmes a été considérée le plus souvent comme un fait primordial ; quand on a essayé d'en assigner la cause, on a répété la question ou l'on a admis des hypothèses vitalistes et mécaniques aujourd'hui ridicules. La question en est là. Recherchons si avec les nouvelles données de l'hématologie, nous ne pourrons pas présenter une solution satisfaisante.

Nous venons de voir les différences organiques qui séparent les deux sexes avant et après la puberté. Ces différences, faciles à constater, ont frappé tous les observateurs. La nature ne s'est pas bornée à impri-

mer aux solides de l'organisme, des changements propres à favoriser la propagation de l'espèce ; elle a
frappé la femme dans un organe qui est l'excitateur
de tous les autres, qui entretient leur vie, qui répare
leur trame. Elle a modifié son sang en diminuant ses
globules. Par rapport à l'homme, la femme est aglobulique. C'est là évidemment une des plus grandes
différences organiques qui existent entre l'homme et
la femme pubères.

Pour arriver à ce résultat, la Providence emploie
un procédé des plus simples, elle soutire de temps en
temps un peu de sang à l'organisme. Toute hémorrhagie diminuant les globules, il s'en suit qu'un être
qui perd du sang chaque mois, doit avoir moins de globules que celui qui n'en perd pas. Les règles ont donc
entr'autres usages celui de diminuer les globules, et
de maintenir cette diminution.

Cette proposition me semble hors de toute contestation. M. Andral, le premier, et ensuite tous ceux qui
se sont occupés d'hématologie, ont démontré que toute
hémorrhagie diminue les globules ; or, les règles ne
sont qu'une hémorrhagie périodique. Je ne prétends
pas que les menstrues n'aient que cet usage, je ne veux
pas aborder ces questions ; mais ce que je constate,
c'est que la diminution des globules en est une conséquence nécessaire.

Du reste, on peut directement constater ce fait en
analysant le sang de plusieurs hommes et de plusieurs
femmes en bonne santé. La moyenne du chiffre des

globules des femmes sera inférieure à celle des hommes, tandis que la fibrine et les matériaux solides du serum ne varieront pas.

Il me paraît donc établi :

1.º Que le sang n'est pas identique dans les deux sexes ;

2.º Que la différence se manifeste à l'époque de la puberté ;

3.º Que le sang des femmes renferme moins de globules que celui des hommes ;

4.º Que cette différence résulte de l'écoulement menstruel.

Nous prévoyons déjà les conséquences de cette aglobulie relative : c'est la surexcitation nerveuse. Il doit en être ainsi forcément, puisque les manifestations fonctionnelles du système sanguin et les manifestations fonctionnelles du système nerveux, sont en raison inverse.

Les différences organiques sont certainement tranchées chez les deux sexes à l'époque de la puberté. Mais, je le répète, la nature a voulu imprimer à la femme un cachet particulier. En diminuant ses globules, elle a surexcité son système nerveux soit pour qu'elle puisse plus facilement braver une force brutale supérieure à la sienne, soit plutôt pour exalter à son avantage et au nôtre certaines fonctions cérébrales.

Trois grandes fonctions sont départies au système nerveux : la sensibilité, la myotilité et l'intelligence. Ces phénomènes fonctionnels sont variables chez toutes les classes animales. Les animaux d'une même espèce présentent également des différences sous ce rapport : différences congéniales ou acquises. Il en est de même dans l'espèce humaine : l'âge, le sexe, l'état de santé, etc... font varier ces grandes fonctions. Il est admis par tout le monde que la femme offre plus de nervosité que l'homme ; essayons de préciser brièvement les symptômes de sa surexcitation nerveuse.

La surexcitation de la sensibilité a généralement été mal déterminée, soit parce qu'elle est dans certains cas peu appréciable, soit parce qu'on a regardé ses manifestations comme autant d'états morbides.

Je l'ai déjà dit, il est rare qu'une femme ne présente pas quelques symptômes de surexcitation nerveuse dans un organe ou dans un autre. Pour mieux en apprécier les symptômes, il faut les étudier lorsqu'une cause les exalte par la diminution des globules. Le moment le plus convenable est l'époque des règles. Le sang qui s'écoule au-dehors et celui qui congestionne l'appareil générateur, affaiblissent le chiffre des globules. La majorité des femmes présentent à ce moment des troubles nerveux. L'exaltation de la sensibilité sensoriale se traduit par une irritabilité extrême des organes des sens : la lumière et le son le plus doux, les odeurs et les saveurs les plus délicates sont difficiles à supporter ; on entend des bruits, on voit des bluettes ;

on goûte des saveurs, on sent des émanations qui n'existent pas. Les nerfs de la vie de relation mettent aussi en évidence l'excès de sensibilité. Ce sont particulièrement les branches de la cinquième paire qui deviennent douloureuses; leur trajet se dessine par une traînée d'une excessive sensibilité. Telle est parfois l'opiniâtreté de cette névralgie qu'on a coupé successivement tous les rameaux pour la détruire, et que finalement elle s'est réfugiée dans le filet ethmoïdien du rameau nasal qui, comme on le sait, est inattaquable par nos instruments. Les nerfs qui viennent de la moelle rachidienne, quoique moins souvent le siége de cette sensibilité exhubérante, n'en sont cependant pas exempts. Les plexus cervicaux, les nerfs du bras, les plexus lombaires et les nerfs qui en naissent, peuvent en être affectés. Il peut également arriver que ces douleurs se placent autour d'un organe et simulent de graves lésions organiques (1). Dans les organes de la vie involontaire, la surexcitation de la sensibilité se traduit, comme nous l'avons vu, de mille manières. Les douleurs nerveuses du larynx, des poumons, de

---

(1) On a plusieurs fois coupé la cuisse pour des douleurs de cette nature siégeant dans le genou. Un illustre chirurgien français a eu, en 1847, le vrai courage de publier dans les journaux qu'il avait eu ce malheur. S. Brodie a rapporté plusieurs observations analogues. » M. Mayo ayant pratiqué dans un cas semblable, *l'amputation du genou*, les douleurs reparurent; *une nouvelle amputation fut faite au-dessus du moignon*, sans avantage. *On coupe le nerf sciatique !* Les douleurs persistent. *On extrait la tête du fémur !!* » (Landouzy). — M. Landouzy a, dans son traité sur l'hystérie, un excellent chapitre sur ce sujet.

l'estomac, des intestins, des organes génitaux, etc...
sont excessivement fréquentes.

La surexcitation de la myotilité se manifeste sous
l'influence de causes souvent légères : on peut en juger par les attaques de nerfs. Le spectateur qui assiste
pour la première fois à ces scènes de dévergondage de
l'action nerveuse, est épouvanté de la vitesse et de la
multiplicité des mouvements ; il se demande comment
une organisation délicate et frêle peut résister à de
pareils désordres musculaires.

La surexcitation de la myotilité qui se traduit par
de pareilles manifestations est considérée comme pathologique. Cependant on peut se convaincre que normalement, elle existe à un certain degré. Les femmes
sont plus adroites que les hommes, parce que leur mobilité musculaire est plus vive ; elles excellent promptement dans les arts qui demandent de l'adresse, parce
que cette qualité dépend d'une succession plus rapide
de mouvements que l'organisation de leur sexe rend
plus aisée. Les grâces qu'elles déploient dans leur port,
leurs allures et leurs manières, dépendent de leur
grande souplesse qui dérive évidemment de leurs contractions musculaires plus mobiles, plus variées et
plus nuancées. Il est probable que la myotilité exagérée de leurs organes vocaux, contribue à la volubilité
de leur élocution.

Si cette surexcitation n'est pas très-évidente à l'état
normal, il est facile de la provoquer. L'observation
de chaque jour, nous prouve combien sont souvent

légères les causes qui la mettent en jeu. Il semble qu'elle est en réserve et qu'elle n'attend qu'une occasion pour se dévoiler. Un accès de colère ou de joie, une émotion morale, l'exaltation d'une passion quelconque, mettent dans toute leur évidence la mobilité excessive des traits de leur visage, leurs éclats de rire convulsif, leur volubilité de langage, leurs gestes multipliés ; et si l'ébranlement nerveux a été assez fort, ou si l'impuissance d'une lutte désavantageuse irrite son emportement sans le vaincre, l'action nerveuse se concentre sur les muscles de la vie volontaire, et il survient une attaque d'hystérie.

La myotilité de la vie involontaire est également surexcitée. Leur cœur bat plus souvent que ceux des hommes, et la moindre cause y fait naître des palpitations. Les mouvements de l'estomac et des intestins se traduisent souvent en vomissements spasmodiques ou en coliques hystériques qui peuvent simuler un étranglement.

La finesse et la multiplicité des perceptions-présentes et le rappel si mobile des perceptions-passées, caractérisent la surexcitation des fonctions cérébrales. Il en résulte que tous les rapports des objets sont mieux saisis par les femmes ; qu'elles en aperçoivent mieux tous les points ; que leur imagination est plus brillante ; que leur esprit a plus de délicatesse. Mais à côté de ces avantages, la surexcitation cérébrale fait naître bien des inconvénients. La mobilité des perceptions-passées nuit à la rectitude du jugement. Les femmes analysent

mal la foule d'idées qui se pressent dans leur cerveau ;
elles saisissent à la fois tous les points de vue, et ne
séparent pas l'accident et l'accessoire de ce qui est
important. Leur esprit a de la délicatesse et du brillant,
mais n'a pas de profondeur.

Les facultés cérébrales involontaires reçoivent donc
des qualités de cette surexcitation nerveuse, tandis
que les facultés volontaires sont affaiblies par ces qualités mêmes.

Telles sont les modifications principales que l'aglobulie normale des femmes imprime à leurs fonctions
nerveuses. Lorsque ces phénomènes s'exagèrent, il en
résulte des manifestations nouvelles qui se groupent
diversement pour constituer la chlorose, l'hystérie,
l'hypochondrie, l'extase, les hallucinations et les autres névroses. Il ne faut cependant pas croire qu'on
rencontre toujours sur le même sujet et au même moment une exaltation extrême de l'ensemble des fonctions nerveuses. Le contraire arrive ordinairement ;
dans les cas les plus tranchés du moins, la surexcitation de la sensibilité, de la myotilité et de l'intelligence,
sont en raison inverse. En effet, si le sujet est affecté
d'atroces névralgies, son intelligence et ses muscles
sont affaissés ; s'il existe des convulsions, la sensibilité
et l'intelligence s'émoussent ; si les facultés cérébrales
sont surexcitées, la sensibilité et la myotilité peuvent
s'effacer jusqu'à la paralysie. Dans le premier cas, la
nervosité est concentrée sur la sensibilité ; dans le second, sur la myotilité ; dans le troisième, sur l'intelligence : on semble vivre spécialement par les nerfs, par

les muscles ou par l'intelligence. Les chlorotiques tourmentées par une violente névralgie, les hystériques poursuivies par d'incessantes douleurs ont l'esprit abattu, elles sont sans courage et sans énergie ; loin d'avoir des mouvements vifs, elles sont nonchalantes et aiment le repos. Les femmes qui ont des convulsions deviennent insensibles, et le monde extérieur ne les impressionne plus. Celles qui vivent surtout par l'esprit, les extatiques, les mélancoliques, les ascétiques, les visionnaires perdent leur sensibilité et leur myotilité. C'est ainsi que s'expliquent ces faits où, étrangères aux excitants terrestres, certaines femmes ont paru douées de propriétés surnaturelles.

L'aglobulie normale de la femme, produite par son écoulement menstruel, développe la surexcitation nerveuse qui la caractérise, et qui, contenue dans certaines limites, nous ravit d'admiration et nous la fait aimer. Mais lorsque l'aglobulie devient trop prononcée, les accidents qu'elle produit sont souvent formidables. Il faut donc se tenir en garde.

Pendant la jeunesse et jusqu'à l'époque de la ménopause, on ne court pas le danger de trop augmenter les globules par la richesse de l'alimentation. Les menstrues s'y opposent. Aussi, est-il rare de voir chez les femmes de cet âge, survenir des accidents polyglobuliques. Les hémorrhagies cérébrales, la gravelle, la goutte, etc... sont peu fréquentes chez elles. Les symptômes de l'aglobulie se voient au contraire chez le plus grand nombre.

L'alimentation des jeunes filles et des femmes encore réglées, doit donc être essentiellement animalisée. Ce régime tend à augmenter les globules que les règles tendent à abaisser, et c'est parce que l'on a négligé ce précepte et que l'on a oublié que *la chlorose domine la pathologie de la femme,* que, dans ces dernières années, on a vu un si grand nombre de maladies nerveuses.

Il n'en est pas ainsi chez l'homme.

Lorsque les phénomènes de la puberté se sont développés chez le jeune homme, il éprouve des sensations et des besoins nouveaux. Bientôt il s'efforce de réaliser matériellement ses sensations intimes qui sollicitent de toutes parts sa jeune imagination. Il ne tarde pas à succomber à ces pressantes sensations, ou pour parler scientifiquement, il exécute naturellement ou artificiellement ce que la nature lui commande. S'il est vainqueur de ses sens, et je pense que ceux-là sont rares, ce n'est qu'après une lutte acharnée qui prépare sa défaite, car ils triomphent à leur tour pendant son sommeil, en faisant passer sous ses yeux ses plus chères visions, embellies des plus fantastiques rêveries de son imagination. L'organisme se fatigue promptement des pertes séminales et de l'ébranlement général qu'elles produisent. Plus tard, il n'en sera pas ainsi; mais au moment où il prend son entier développement, au moment où le sang est obligé de porter de tous côtés de nombreux matériaux, elles usent vite en produisant l'aglobulie et ses conséquences. Combien de jeunes gens sont à cet âge tourmentés de douleurs vagues, de gastralgie, de palpitations nerveuses du cœur et des autres signes de la chlorose ! Les maladies scrofuleuses ne peuvent qu'être entretenues et aggravées par cet état du sang. Certes, je suis loin d'être de l'avis de M. Lallemant sur les pertes séminales involontaires ; je ne pense pas qu'elles produisent tout ce dont elles sont accusées par ce célèbre pathologiste; mais enfin, il y a au moins quelque chose de vrai et l'aglobulie en est la conséquence.

Quel devra être le régime d'un jeune homme de cet âge ?

Son régime sera normal; il se composera de substances végétales et de substances animales tant qu'il ne se manifestera dans son économie aucun symptôme morbide : trop animalisé, il exalterait ses passions vénériennes ; trop peu réparateur, il favoriserait les accidents aglobuliques. Si ces accidents se manifestent, on ne devra pas balancer : le régime animalisé est la meilleure médication qu'on puisse leur opposer.

La civilisation a placé l'homme dans des conditions opposées sous le point de vue de la consommation des forces. Les uns exécutent des mouvements musculaires violents et multipliés, les autres vivent dans une immobilité presque absolue ; ceux-ci sont exposés au froid, à l'humidité, aux miasmes putrides, ceux-là à une température élevée et à un air sec et vif. Voyons brièvement quelle doit être l'alimentation dans les diverses positions sociales.

Le travail est le résultat de l'action fonctionnelle de

certains organes. L'homme n'emploie pour travailler que ses organes de la vie de relation.

Il y a donc trois sortes de travailleurs :

1.° Ceux qui mettent en action leurs fonctions intellectuelles ;

2.° Ceux qui mettent en action leurs sens ;

3.° Ceux qui mettent en action leur myotilité et leurs organes locomoteurs.

Pour suivre rigoureusement les règles d'une saine hygiène, il faudrait maintenir une sorte d'équilibre entre ces trois groupes de fonctions. Malheureusement il en est rarement ainsi : le savant exerce peu ses muscles, le terrassier cultive peu son intelligence. Il en résulte une prédominance organique et fonctionnelle des appareils qui sont le plus en action : l'alimentation doit donc être variable.

L'homme qui se livre à des travaux intellectuels, ne doit pas user d'un régime trop exclusif, car il a deux écueils à éviter. Si son alimentation est trop azotée, il deviendra facilement polyglobulique ; si elle l'est trop peu, il deviendra aglobulique. L'homme de cabinet exerçant peu de mouvements musculaires, étant privé de l'influence du soleil, ne donnant pas au sommeil un temps convenable, etc., etc..., on comprend très-bien qu'il produise trop ou trop peu de globules. Aussi, parmi eux, voit-on souvent des goutteux, des graveleux, des apoplectiques ou bien des gastralgiques, des anémiques, des dyspepsiques et des hypochondriaques.

Les personnes dont le travail consiste dans l'exercice des sens, sont dans des conditions analogues. Elles
dépensent peu de globules, mais elles sont soumises
à des causes affaiblissantes : elles ont donc à craindre
la polyglobulie et l'aglobulie.

Ce sont, surtout, les ouvriers qui mettent en action
les organes de la locomotion qui ont besoin d'une nourriture animalisée, parce que leurs travaux usent rapidement leurs globules. Les manouvriers, les terras-
siers, les travailleurs de terre, les maçons, les soldats
en campagne, etc., etc., doivent user d'une alimentation animalisée et réparatrice. Cependant ces personnes
aiment également à prendre des aliments qui renferment peu de matières nutritives sous un grand volume,
afin de remplir plus exactement leur estomac. Elles
éprouvent alors immédiatement une sensation de bien-
être et un renouvellement de forces qu'elles n'obtien-
draient pas en mangeant des substances plus nutritives,
mais moins volumineuses. Pour comprendre ce fait, il
faut se rappeler que la faim s'appaise, et que les forces reviennent aussitôt que l'on a mangé, avant même
que la plus légère partie des aliments soit absorbée (1).
Ajoutons que ces travailleurs sont, en général, soumis
à l'influence des rayons solaires, et qu'ils vivent dans
un air très-pur. Leurs maladies sont accidentelles ;

---

(1) On trompe la faim en se serrant le ventre, en avalant des
boules d'argile, etc. Les aliments nutritifs, mais volumineux, conviennent à ces travailleurs, parce qu'ils résistent plus longtemps
aux forces digestives.

elles résultent des brusques changements de température.

Les ouvriers qui travaillent renfermés en grand nombre dans des ateliers le plus souvent sombres, humides et infects, ont besoin d'une nourriture le plus exclusivement animale possible. L'air vicié qu'ils respirent, la privation de la lumière solaire, l'humidité qui les environne, les mouvements musculaires qu'ils exécutent, tout concourt à dépouiller leur sang de leurs globules. Aussi, voyez combien peu ils ressemblent à ceux qui travaillent en plein air ! Voyez quelle effrayante mortalité les décime ! A Chatham et à Liverpool, la moyenne de la vie humaine ne dépasse pas vingt ans. A Manchester, elle n'est que de dix-huit ans ! On l'augmenterait certainement par une alimentation animalisée. Un honorable député en a fait dernièrement l'expérience. Se trouvant à la tête d'ateliers qui occupent un grand nombre d'ouvriers, il a eu l'heureuse idée de les former en communauté. Les maladies et la mortalité ont diminué parmi eux à mesure que la consommation de la viande s'est accrue, c'est-à-dire que la consommation de la viande et la mortalité ont été en raison inverse. Ce n'est pas tout ce que cet industriel a obtenu de ce changement de régime : chaque ouvrier a produit davantage et mieux.

L'homme qui ne travaille pas, celui qui n'exerce activement ni ses muscles ni son cerveau, ne devrait faire qu'un repas par jour et n'user que de végétaux et de vins légers. La sobriété devrait être sa vertu princi-

pale. Malheureusement, c'est le contraire qui arrive
le plus souvent. Ces personnes soit par désœuvrement,
soit parce qu'elles n'ont pas de passions plus nobles à
satisfaire, semblent vivre pour se livrer exclusivement
aux plaisirs de la table. Aussi, voyez les transformations qu'elles éprouvent ! La graisse remplit leur tissu
cellulaire et les déforme ; leur visage, leur cou rac-
courci et leurs yeux injectés, annoncent qu'elles sont
toujours sous l'influence d'une congestion cérébrale ;
leurs idées sont pour ainsi dire comprimées ; elles sont
lentes à se produire et leur langue épaisse ne les traduit qu'avec peine.

Lorsqu'un homme a passé activement une partie de
sa vie, il arrive souvent qu'à un certain âge, il abandonne ses occupations premières pour vivre si non
dans l'oisiveté, du moins dans un état de repos presque absolu relativement à son existence passée. Les
uns, et c'est le plus grand nombre, parce que leur
commerce, leur industrie ou leurs travaux passés les
ont mis en possession de la fortune dont ils veulent
goûter les douceurs ; les autres, parce que leur ambition d'honneurs et de gloire est satisfaite. Quelle que
soit la raison qui fasse abandonner la vie active, le
résultat sur l'organisme est le même, si l'on ne modifie pas son alimentation, et on la modifie rarement.

Celui qui laisse des soins pénibles et des travaux plus
ou moins rudes, c'est, comme on le dit généralement,
pour jouir de la vie ; c'est ordinairement entre cinquante et soixante ans que l'on prend cette détermina-

tion. A cet âge, les sens commencent à s'émousser ;
les jouissances épuisantes de la jeunesse ne se font
plus sentir vivement au déclin de l'âge mûr ; les organes que l'axe encéphalo-rachidien tient sous sa dépendance, c'est-à-dire les organes de la vie de relation
manquent de stimulus, tandis que les organes régis
par le grand-sympathique, c'est-à-dire, les organes d e
la vie végétative ou nutritive prennent plus de vigueur.
Le goût, parmi les organes de relation, conserve seul sa
délicatesse et toute son action parce qu'il est le premier
organe qui serve à la digestion, fondement de la vie
végétative. Qu'arriverait-il si l'action du nerf lingual
languissait et s'affaiblissait comme celle du nerf opti-
que, du nerf acoustique et même comme celle des autres branches de la cinquième paire ? Voyez les vieillards les plus avancés dans la vie ! Leurs fonctions de
r elation sont abolies, ils ne voient plus, ils n'entendent plus ; leur tact est émoussé, leurs muscles ont
perdu la souplesse et la vigueur..... ; le monde extérieur leur devient étranger, le goût seul semble les
retenir à la vie. Quelle volupté lorsqu'ils satisfont cette
sensation ! Celui qui au commencement de la vieillesse
ou du moins à la fin de l'âge mûr veut jouir de la vie,
est entraîné malgré lui vers les sensations les plus
vives que lui font éprouver des organes qui commencent à s'affaiblir. Les plaisirs de la table se présentent
en première ligne, il s'y livre avec délices. Peut-il en
être autrement ? Non sans doute. Il quitte des travaux
qui le fatiguent pour se procurer des sensations agréables ; ces sensations ont fui, une seule reste..... s'en

privera–t–il? Mais alors il a manqué son but! et, avec les meilleures résolutions, peut-on toujours s'abstenir quand le plus grand bonheur est là!

Les personnes qui se trouvent dans ces conditons, deviennent polyglobuliques et subissent les conséquences de cet état organique. Leur sang, trop animalisé, produit chez elles la goutte, la gravelle, la pierre, les hypertrophies du cœur, les ossifications artérielles, les congestions et les hémorrhagies cérébrales, etc.... Le régime végétal serait indispensable, mais il ne faut pas avoir beaucoup de pratique médicale pour savoir la difficulté d'un pareil changement.

De l'alimentation pendant la grossesse et l'allaitement.

Nous avons vu quelle était l'alimentation la plus convenable aux jeunes filles pendant les périodes de la prépuberté et de la puberté. Nous savons que l'alimentation animale est le meilleur moyen de contrebalancer la perte des globules qui s'opère chaque mois.

Bientôt la nature appelle la femme à devenir mère, c'est-à-dire à produire dans son organisme et à détacher de son propre corps un être semblable à elle. L'ovule fécondé par le sperme du mâle, est une sorte de membre nouveau qui s'ajoute à la femme : elle devra lui fournir des os, de la chair, du sang, en un mot, tou-

tes ses parties constituantes, et cela à ses dépens.
Quel est donc l'organe qui en souffrira? — C'est évidemment le sang. N'est-ce pas lui qui porte à l'embryon les matériaux qu'il assimile? N'est-ce pas lui-
qui fournit le phosphore et la chaux pour la charpente;
la fibrine pour les muscles; les chlorures, les carbonates, l'eau et le gaz pour les liquides; les globules
pour le sang...... Un organe nouveau se développe,
il faut bien que *la chair coulante* vienne lui fournir
tout ce qui est nécessaire à son accroissement et à sa
vie. C'est précisément le contraire de ce qui arrive
après l'ablation d'un membre : dans ce cas, chacun
sait que le sang se charge de globules, que la graisse
se dépose avec abondance dans le tissu cellulaire, que
les masses musculaires se développent, que le réseau
vasculaire cutané se remplit de plus de sang et annonce la vie, la santé et le bien-être. Cela s'observe
également dans le règne végétal, mais à un moindre
degré, parce que *le membre enlevé* renferme toujours
des organes essentiels à la nutrition.

La jeune femme vient d'être fécondée; l'ovule se développe, l'utérus et ses annexes se gorgent de fluides et
s'hypérhémient; recherchons dans quelles conditions
se trouve le sang, c'est-à-dire, faisons son analyse et
déterminons ce que sont devenus, dans ce nouvel état,
son albumine, sa fibrine, son eau, ses sels et particulièrement ses globules.

Dans les premiers mois de la grossesse, les globules
sont diminués : il y a *aglobulie.* Ce fait, d'après ce que

nous avons dit plus haut, ne doit pas étonner ; quand l'économie perd quelque chose (et ici elle fournit des matériaux à un organe supplémentaire), c'est l'aglobulie qui se manifeste en premier lieu : la grossesse développe cet état comme le mauvais régime, l'excès de travail, l'alimentation végétale, les pertes de sang, les suppurations abondantes.

Cette aglobulie n'est jamais très-forte ; cependant, vous verrez fréquemment les globules descendre au-dessous de 100 pour 1000. Si elle détermine souvent des accidents, c'est que dans ces circonstances, se développe une aglobulie que j'ai appelée *relative*. Une femme a 125 en globules ; c'est son état normal, elle se porte bien ; elle devient enceinte, ses globules diminuent de 15 pour 1000 : son aglobulie n'est pas absolue, mais enfin elle existe relativement à ce qu'était naguères la composition du sang, et les accidents éclatent.

A quelles lésions peuvent se rapporter les troubles variés que présentent les femmes fécondées? Tous dérivent de l'aglobulie, car nous avons vu que l'aglobulie produit tous les troubles nerveux. Leur bouche se sèche ou produit une hypersécrétion salivaire qui se traduit par une expuition continuelle et fatigante. L'appétit se perd le plus souvent, soit que les aliments inspirent le dégoût, soit qu'une sorte de *boule hystérique* les empêche de descendre en donnant l'impression d'une constriction œsophagienne insurmontable. Les gastralgies variées ajoutent leurs tourments à ces

troubles de la partie supérieure du tube intestinal.
Elles se manifestent sous forme de crampes, de tiraillements, de pincements et par des mouvements anti-
péristaltiques de l'estomac qui produisent ces vomissements si fatigants dans les débuts de la grossesse.
Ces symptômes de l'aglobulie n'existent généralement
pas seuls : les hémicranies, les palpitations nerveuses,
les accès d'asthme hystérisque, les névralgies, les tym-
panites... et d'autres manifestations symptômatiques de
la diminution des globules apparaissent. La femme présente alors l'aspect d'une personne gravement frappée.
Ses joues sont amaigries ; ses pommettes colorées con-
trastent avec ses lèvres pâles ; ses yeux se retirent dans
l'orbite ; ses membres sont parfois affectés d'un trem-
blement nerveux ; son imagination s'exalte ; elle se
laisse influencer par les craintes les plus légères ; son
caractère change, se transforme souvent.... et tout
cela parce qu'elle transfuse ses globules, son sang,
sa chair coulante, sa vie dans un organe nouveau qui
bientôt se détachera de son corps pour continuer son
existence, pour perpétuer l'espèce.

En dernière analyse, la femme fécondée perd ses
globules parce qu'elle en fournit à son enfant, et les
troubles qu'elle présente sont les manifestations symptômatiques de l'aglobulie. Que penser après cela de
cette pratique brutale, qui s'est perpétuée sans raison,
depuis une longue suite de siècles et qui consiste à
saigner, à mettre à la diète ou à purger pour s'opposer aux troubles sympathiques de la gestation? La
femme fournit à l'accroissement d'un produit nouveau,

ses globules s'épuisent, l'aglobulie paraît traînant à sa suite des symptômes douloureux. Et vous, que faites-vous avec vos saignées et vos purgations? vous diminuez les globules, vous augmentez l'aglobulie, vous favorisez et vous créez des accidents. Oh! plutôt que n'est-il possible de reproduire les globules à mesure qu'ils s'épuisent! Si vous ne le pouvez, si votre art est impuissant, du moins n'aggravez pas le mal par votre malencontreux remède. La nature prend les globules à la mère, mais elle les utilise, elle les emploie à développer un être qui continuera l'existence de sa mère qu'il a usée pour se produire; les globules que vous prenez sont perdus et le sont en augmentant le mal. Ma conviction est bien arrêtée; elle me semble essentiellement logique.

L'art ne peut pas, il est vrai, reproduire les globules à mesure que la mère s'épuise en alimentant l'embryon, mais du moins il peut s'opposer à une diminution trop abondante et pathologique. Que doit donc faire le médecin? Il doit d'abord s'opposer aux saignées, aux sangsues, aux pertes de sang quelles qu'elles soient, à la diète, aux purgations. Son rôle ne sera pas seulement passif; il agira activement en conseillant une alimentation animale, exclusivement animale même, suivant les circonstances; il ne négligera ni les tisanes amères, ni les aromatiques, ni les ferrugineux : le vin, le houblon, la bière, la gentiane, la centaurée, le trèfle d'eau, le quinquina, le népéta, le chamœdrys, le chenopodium ambrosioïdes, etc.....; le lactate de fer, le citrate de fer et les autres préparations martiales trouveront ici leur application.

Sous le point de vue de la composition du sang, la gestation offre deux périodes bien différentes. Pendant les quatre premiers mois environ, le sang est frappé dans ses globules, il y a aglobulie ; mais l'albumine, la fibrine, l'eau et les sels n'ont présenté aucun changement. Vers la fin de la grossesse, les globules et la fibrine augmentent. Ces modifications coïncident avec des changements remarquables qui surviennent chez la femme. Son teint se colore ; elle prend de l'embonpoint et sa physionomie revêt une expression de santé et de vie, qu'elle avait perdue depuis longtemps. Les gastralgies, les hémicranies, les vomissements spasmodiques et les autres troubles aglobuliques disparaissent avec l'aglobulie qui les avait fait naître. L'augmentation de la fibrine est en rapport avec la santé la plus parfaite ; elle est physiologique, puisqu'elle est constante. Dans quel but la nature a-t-elle produit cet excès de fibrine ?

Analysons les phénomènes qui vont se passer à la fin de la gestation.

La femme va être délivrée de ce produit nouveau qu'elle a créé aux dépens de son sang. Ce corps ne se détachera pas simplement, sans secousses, sans douleurs et sans perte de liquides de son organisme...... Ses forces, son sang, ses globules, sa vie vont donc s'user davantage ! Non, heureusement non. La prévoyante nature le savait mieux que nous ; aussi, à l'époque importante de la séparation des deux êtres, fibrine et globules sont augmentés dans des proportions telles, qu'après la parturition, ces organes seront revenus à l'état normal. Mais pour qu'il en soit ainsi, il ne faut pas qu'une médecine et une hygiène déraisonnables troublent la nature dans ses actes ; car si l'état de plénitude des vaisseaux et la bonne coloration de la fin de la grossesse, vous engagent à tirer du sang, l'aglobulie apparaîtra après la parturition et vous en serez directement la cause.

En résumé, le sang, pendant la gestation, subit deux grandes modifications : 1° pendant les quatre premiers mois, il y a aglobulie, parce qu'il fournit à l'évolution organique de l'embryon ; 2° pendant les derniers mois, il y a polyfibrine et souvent polyglobulie, parce que l'acte de la parturition diminuera par les troubles fonctionnels, par les douleurs et les pertes de fluides, la fibrine et les globules, de sorte qu'après la parturition, fibrine et globules reviennent à leur chiffre normal.

Ces courtes considérations hématologiques font pressentir combien la saignée est nuisible pendant la grossesse. Dans les premiers mois, elle augmente l'aglobulie ; dans les derniers, en diminuant les globules, elle prépare des accidents qui éclateront après la parturition. L'état pléthorique de la fin de la gestation et le soulagement temporaire que procurent les émissions sanguines, semblent les indiquer ; mais les conséquences peuvent être déplorables.

Lorsque la femme poursuit son rôle de mère, elle continue à fournir, aux dépens de son organisme, la nourriture de son enfant. Pendant la lactation, l'alimentation animale est de rigueur; car le sang, faisant continuellement des pertes, ses globules peuvent s'abaisser au point de faire naître des accidents : c'est ce qui arrive aux nourrices mal alimentées. Elles maigrissent, et bientôt les gastralgies, les hémicranies et les autres symptômes de la diminution des globules les tourmentent. Si cet état s'aggrave, le lait devient de plus en plus aqueux, jusqu'à ce que l'organisme ne soit plus assez puissant pour fournir à sa sécrétion. Dans tous les cas, l'enfant en souffre; car, plus la nourriture de la mère sera faible, moins son lait sera azoté.

De l'alimentation après l'âge critique.

Nous avons vu que l'alimentation des femmes, depuis la prépuberté jusqu'à la ménopause, doit être fortement animalisée, parce que le chiffre de leurs globules est peu élevé, et parce que leur écoulement sanguin périodique tend sans cesse à le diminuer. Ce régime est le meilleur moyen de les préserver de ces mille symptômes de la surexcitation nerveuse qui font le désespoir d'un si grand nombre. Quand ces symptômes existent, il constitue la meilleure médication à employer.

Les règles sont le résultat de la congestion du système utérin à l'époque de l'émission mensuelle des ovules. Leur disparition indique que les fonctions de l'appareil générateur ont cessé. La femme perd alors la plupart des caractères distinctifs de son organisation qui se rapproche, comme avant la puberté, de celle de l'homme. Ses traits perdent leur finesse, sa peau s'épaissit, sa physionomie change d'aspect; son tissu cellulaire se charge de graisse; ses muscles prennent du développement. Le moral se transforme également : l'esprit n'a plus cette délicatesse qui distingue la jeune femme; sa mobilité est remplacée par un jugement plus assuré. A cette époque de la vie, ordinairement, les maladies nerveuses disparaissent. Les spasmes, les palpitations, les névralgies, les névroses de l'estomac, les convulsions et les autres symptômes de la surexcitation nerveuse s'effacent et ne reviennent plus. Ce fait a été constaté par le plus grand nombre des observateurs.

Que se passe-t-il donc dans l'organisme, pour que de pareils changements puissent s'opérer ?

L'analyse chimique répond :

Les globules du sang ont augmenté, ils sont aussi nombreux que chez l'homme.

La cessation des règles faisait prévoir ce résultat.

Le caractère organique distinctif de l'âge critique est donc l'augmentation des globules. Cette augmentation nous explique les changements physiques et moraux, la cessation des maladies nerveuses, et, au contraire, l'apparition des maladies polyglobuliques, telles que la gravelle, la goutte et l'apoplexie, maladies qui frappent rarement avant la ménopause, parce que les globules sont diminués.

A cet âge, le régime animalisé n'est généralement plus utile ; parfois il deviendrait nuisible. Si la polyglobulie s'annonce par l'embonpoint, la caloricité augmentée, les bouffées de chaleur, il faut conseiller un régime végétal peu réparateur pour éviter les accidents qui accompagnent l'augmentation des globules.

De l'alimentation des vieillards.

Nous voici maintenant conduit à examiner quelle est l'alimentation que les vieillards doivent préférer. A cet âge, les fonctions languissent, la digestion seule se maintient intacte au milieu de la ruine des autres. La calorification diminue, les tissus se chargent de plus de substances *terreuses*, les organes des sens fonctionnent mal ou ne fonctionnent plus, le pouls se ralentit, la mémoire s'efface, l'intelligence s'affaisse, les articulations perdent leur souplesse, la peau s'atrophie, la colonne vertébrale s'incline vers la terre, les dents tombent.... tout annonce que l'organisme va être frappé d'une dissolution prochaine et inévitable, quelle sera l'alimentation la plus convenable pour retarder le moment fatal ?

En général, les vieillards devraient user d'une nourriture réparatrice sous un petit volume : les consommés, les viandes noires et le vin leur conviennent particulièrement. Si cependant, ils conservent de la vigueur et surtout s'ils sont sujets aux maladies polyglobuliques, il faut leur conseiller une alimentation végétale.

De l'alimentation dans les maladies aiguës.

Lorsqu'une maladie aiguë a frappé un organe important, et presque toujours c'est une inflammation, les autres organes ne fonctionnent plus normalement. Les muscles perdent leur énergie, les organes des sens fuient leurs excitants, le cerveau n'est plus apte à ses travaux, l'appétit se perd, la digestion stomacale du moins se suspend en partie, la respiration se précipite, la caloricité augmente ou diminue, le cœur bat plus vite, la fièvre s'allume, etc.

Dans le plus grand nombre des cas, peut-être, les phénomènes se passent d'une manière inverse. Le cortège des symptômes des malaladies aiguës se dessine nettement, avec une grande acuïté même, et le médecin aidé de nos moyens d'investigations si précis, ne découvre aucune lésion locale.

Je prends un exemple qui se présente souvent. Un homme, au milieu de la santé la plus florissante, est frappé, sans cause appréciable, d'une maladie qui l'oblige à suspendre tout-à-coup ses travaux habituels. Une céphalalgie violente, des courbatures dans les lombes et dans les jambes, une lassitude générale, des frissons, etc... tels sont les symptômes qu'il présente. Cet homme est évidemment sous la menace d'une maladie aiguë, mais quel sera l'organe frappé? Le poumon, la plèvre, le cœur, le cerveau, les méninges, etc..., ou plus simplement les amygdales, le pharynx, le larynx, la peau, etc...? Certainement, malgré les probabilités que donnent certains symptômes qui se placent en relief, comme le frisson dans la pneumonie, les douleurs de reins dans la variole, etc..., personne n'osera porter un diagnostic sans appel; l'on attendra, l'on voudra voir se dessiner les troubles fonctionnels. Que se passe-t-il donc dans l'économie?

L'école anatomo-physiologique moderne renversant toutes les idées des anciens, veut que la fièvre soit toujours le résultat d'une altération organique des solides. Dans ces dernières années seulement, on a pensé que les liquides dans des cas rares pouvaient aussi la faire naître. Je demande pardon pour mon opinion rétrograde (opinion que j'essayerai de prouver plus loin), mais je pense que, le plus souvent dans les maladies aiguës, *la fièvre précède* la lésion organique des solides. Je m'explique : un homme est frappé d'une balle qui lui traverse le poumon, la lésion organique *précède la fièvre, elle la fait naître.* Un homme au milieu de la santé la plus belle est pris des symptômes des maladies aiguës... Cet homme a la fièvre; cette fièvre précède

la lésion organique locale des solides, elle la fera naître, elle en sera la cause : c'est-à-dire que la lésion
locale sera *le symptôme de la fièvre,* comme dans le cas
précédent la fièvre était le symptôme de la lésion locale. Cependant j'ai hâte de l'ajouter, et c'est ici la
base de mon opinion, la fièvre n'est pas pour moi une
entité, un être de raison, un être ontologique. La fièvre est le résultat ou le symptôme dans ces circonstances d'une lésion du sang, d'une augmentation de la
fibrine, d'une polyfibrinie. Les deux opinions ne sont
pas opposées : vous croyez que la lésion locale produit
la fièvre, et moi, je pense qu'à la lésion organique
locale préexiste la lésion générale du sang, la polyfibrinie.

Je reprends l'exemple que je supposais. Je saigne
l'individu qui présente les prodromes des maladies aiguës sans avoir encore de lésion locale, et j'analyse le
sang. Ce qui frappe, et le fait est constant, c'est l'augmentation de la fibrine qui, au lieu d'être représentée
par 2,50 pour mille, s'élève à un chiffre double ou
même triple. Certes, voici une lésion du sang et une
lésion grave, capable de produire l'ensemble des symptômes qui constituent la fièvre.

L'augmentation de la fibrine dans les maladies aiguës
est un fait constant; quand elle n'existe pas c'est qu'il
va survenir une fièvre intermittente ou une fièvre
éruptive. Voici donc comment les phénomènes se succèdent : polyfibrinie, fièvre, lésion du solide. La
lésion du solide n'arrive qu'en dernier lieu; si le

contraire arrivait, il n'y aurait pas de *prodromes*. La
lésion du solide peut même ne pas arriver; alors on
a une polyfibrinie avec fièvre sans lésion locale : c'est
une fièvre angéioténique ou inflammatoire. Dans ce
cas , il semble que les organes n'étaient pas aptes à
s'enflammer.

Lorsque le solide est malade, les fonctions se troublent d'une certaine manière, l'inflammation suit une
marche plus ou moins déterminée; mais le sang présente des phénomènes invariables. La fibrine augmente
tant que l'inflammation s'étend (il serait peut-être plus
juste de dire le contraire), et les globules qui pendant
les prodromes augmentent légèrement, ne tardent pas
à diminuer, et ils suivent cette marche rétrograde jusqu'à la guérison. Leur diminution est le fait principal
de la convalescence , comme l'augmentation de la fibrine est le point le plus saillant des prodromes.

Dans l'état actuel de la science, il me serait impossible d'expliquer la polyfibrinie pendant les prodromes
et l'état des lésions locales aiguës : c'est un fait que
l'on constate. Il n'en est plus de même de l'aglobulie
qui accompagne la convalescence de ces maladies; ici
tout s'explique, tout dérive de ce que nous connaissons de l'influence du régime sur cet état du sang. En
effet, un sujet qui vient d'éprouver une maladie aiguë
a été plus ou moins longtemps dans l'abstinence; il a
surtout subi des évacuations naturelles ou artificielles
qui tendaient à l'aglobuliser : ainsi, les pertes de sang ,
les diarrhées , les sueurs , les excrétions de mucosités,

les suppurations, les douleurs.... sont autant de causes d'aglobulie, et comme chaque malade a éprouvé nécessairement quelques-uns de ces symptômes, on peut en bonne logique leur rapporter la diminution des globules qu'ils présentent dans la convalescence. La fibrine diminue également à cette période, mais on n'en saisit pas la raison. Ce ne sont assurément ni les évacuants ni les saignées qui obtiennent ce résultat; car dans une inflammation au début, les saignées multiples ne diminuent pas la fibrine, qui augmente comme l'inflammation (Andral).

Si l'on accepte ces données, et elles sont l'expression d'une vérité mathématique, il est facile de déterminer le régime dans les maladies aiguës. Pendant les prodromes (*exhorrescentia naturæ*, Sydenham), la diète doit être sévère; les boissons délayantes conviennent seules. C'est aussi ce que veut la nature : l'estomac est sous l'influence du mal comme tous les autres organes, et il ne fonctionne plus. Dans les périodes d'augment et d'état, la diète est également indiquée, seulement à la fin de cette dernière période (1) on peut commencer à donner des bouillons gras et des jus de viande. Lorsque la convalescence est arrivée, il faut alors se hâter

---

(1) **A** la fin de la période d'état de la pneumonie, la fibrine est revenue à son chiffre normal et la fièvre a cessé. Pourquoi la pneumonie dont on constate l'existence par l'auscultation ne produit-elle plus la fièvre ? Pourquoi la fièvre l'a-t-elle précédée pendant les prodromes ? N'y a-t-il pas plus de rapports entre la fièvre et la polyfibrinie, qu'entre la fièvre et la pneumonie ?

de donner des aliments animalisés ; il faut les donner progressivement de manière à éviter les indigestions (1). Si l'on redoute trop de fatiguer l'estomac des convalescents, si on les nourrit d'une manière insuffisante, ils tombent facilement dans l'aglobulie.

De l'alimentation dans les maladies chroniques.

Les solides sont souvent frappés par des altérations que, dans l'état actuel de la science, on ne peut plus confondre avec de simples inflammations. Le caractère général de ces maladies est la tendance à la chronicité : la lésion fondamentale peut être comparée à un nouvel être qui naît dans l'organisme, qui y vit, qui s'y développe en le détruisant et dont la marche peut être décrite d'avance. On comprend dès-lors pourquoi l'état aigu est rare dans le cancer, le tubercule, etc.... Le long temps que ces produits mettent à parcourir leur évolution, détermine des symptômes généraux qui ont quelque ressemblance. Les forces de l'organisme s'usent dans ce qu'elles ont de plus délicat ; le sang s'altère profondément, et par suite, toutes les fonctions se troublent.

Le premier effet des maladies organiques chroniques sur le sang, je les suppose exemptes d'inflammation

---

(1) A la fin des maladies, l'estomac se trouve dans les conditions d'un organe depuis longtemps privé d'action.

concomittante, c'est la diminution des globules (1). Cette diminution d'abord légère peut passer inaperçue, mais elle ne tarde pas à devenir évidente par ses manifestations symptômatiques. C'est l'aglobulie qui souvent donne l'éveil au praticien qui cherche la cause des troubles d'un organisme. Sans parler de ses symptômes habituels, elle imprime à l'extérieur du malade un cachet particulier que chaque médecin reconnaît au premier aspect. Les mouvements languissent, les forces diminuent ; la peau se décolore et la teinte blanche qui se répand sur elle, a quelque chose de terne et de mat qui indique que la personne est gravement frappée ; les yeux se dépriment ; la conjonctive décolorée, semble recouvrir une légère couche d'eau ; les sclérotiques devenues plus transparentes, laissent apercevoir les réseaux bleuâtres de la choroïde. Cet aspect de la face est généralement d'un fâcheux présage ; il engage à chercher avec le plus grand soin l'organe frappé par le mal.

En même temps que les globules diminuent, l'albumine diminue également, soit qu'elle passe dans les urines, soit qu'elle se détruise dans les vaisseaux sanguins, soit qu'elle ne s'y réforme plus. L'œdème vient alors s'ajouter à l'aglobulie : il se manifeste sur les pieds, sur les jambes, etc... pour gagner les parties supérieures. Si le malade est couché, la face et en par-

---

(1) Quand elles sont accompagnées d'inflammation comme cela arrive souvent dans la phthisie et le cancer, la fibrine augmente ; mais cette augmentation ne persiste pas.

ticulier les paupières, s'œdématient dès le principe,
mais légèrement.

Après la diminution de l'albumine arrive celle de la
fibrine, mais il est rare que la lésion organique lui
permette d'acquérir une grande proportion. Quand
l'hypofibrinie existe, le sang perd de sa plasticité, il se
répand hors de ses conduits avec une déplorable facilité. C'est à cela qu'il faut rapporter un grand nombre
d'hémorrhagies qui ont lieu à la fin des maladies organiques, ainsi que les pétéchies, etc. (1).

D'après cet exposé, s'il est évident que le régime
animalisé est celui qui convient aux maladies chroniques, il ne faut pas fonder sur son emploi de folles
espérances. Le régime est certainement un moyen puissant à employer contre plusieurs maladies chroniques,
mais comment s'opposerait-il aux progrès du cancer
ou du tubercule ? Le régime animalisé dans ces deux
terribles affections est seulement propre à combattre
les symptômes, à prolonger la vie en s'opposant pour
quelques jours à la destruction des globules, mais il
est évident qu'il ne fera que reculer le terme fatal. Ce
moyen rend dans certains cas de grands services. Combien de fois m'est-il arrivé dans la phthisie de donner
des espérances au malade découragé ! Espérances que
je ne partageais pas ! espérances de quelques semaines !
mais enfin espérances ! c'est-à-dire soulagement et

(1) Pour plus de détails, il est nécessaire de consulter l'hématologie de M. Andral.

bonheur. Dans ce cas, le régime animalisé agit comme le vésicatoire contre la bronchite des tuberculeux ; il pallie un symptôme fatigant. Dans ces circonstances, le tout est de gagner du temps, et l'on obtiendra plus sûrement ce résultat par la nourriture animalisée que par la nourriture végétale. Du reste, aujourd'hui tout le monde est d'accord que celle-là convient mieux dans les maladies organiques que celle-ci ; cette conviction est le résultat de l'observation, et les principes d'hématologie que je viens de rappeler, en donnent une explication satisfaisante.

Heureusement que toutes les maladies organiques chroniques n'ont pas la terminaison fatalement prévue des tubercules pulmonaires et du cancer. Les acéphalocystes, les corps fibreux de l'utérus, les polypes, les maladies principales des os (nécrose et carie), certaines inflammations chroniques, les hypertrophies, etc., etc..., ne doivent pas nécessairement détruire l'organisme. Néanmoins, quand un organe important est atteint par une de ces maladies, elle détermine dans le sang les mêmes changements que si elle était incurable. Le régime animalisé doit faire partie de la médication : il en est souvent le meilleur agent.

Dans le cas suivant, c'est un puissant auxiliaire. Une femme est réduite au marasme par une tumeur fibreuse de l'utérus ; vous n'osez opérer parce que la plus légère perte de sang l'enlèverait. Reconstituez d'abord ses globules par le régime et vous réussirez plus tard. Qui ne connaît ces célèbres cures de l'art

chirurgical moderne ! Des femmes sur le bord de la
tombe, par suite de tumeurs utérines saignantes au
moindre mouvement ne pouvaient être opérées, elles
eussent succombé sous le bistouri ; on cautérise la surface des tumeurs de manière à arrêter l'hémorrhagie,
on nourrit les malades avec des matières fortement
azotées, on les opère quelques semaines après et elles
guérissent !

Le régime animalisé convient surtout aux personnes
affectées de fièvres intermittentes ou de la syphilis.
Ces affections sont essentiellement aglobulisantes, du
moins quand elles ont duré quelque temps.

Les symptômes secondaires et tertiaires de la vérole
s'accompagnent toujours d'aglobulie (1) ; ce fait rend
compte des bons effets des ferrugineux à cette période
du mal. Il explique également certains rapports qui
existent entre les symptômes tertiaires et les scrofules.
Le régime animalisé est donc celui qui convient. Il faut
éviter les émissions sanguines et les purgatifs. Le mer-
cure est généralement nuisible contre les symptômes
tertiaires, tandis que les amers, les ferrugineux et
surtout l'iodure de potassium semblent être des spé-
cifiques.

L'analyse du sang rend compte de tous ces phénomènes en montrant que le sang perdant une grande
proportion de ses globules, l'économie a besoin de
matériaux pour les reconstituer. C'est ce que l'on ob-

_____

(1) M. Ricord partage le plus grand nombre de ces idées.

tient avec la nourriture animale, le vin, le fer, l'iodure de potassium..., tandis que si on mettait le sujet à la diète ou à une alimentation peu réparatrice, si on le saignait, si on le purgeait, si on le mercurialisait, on aggraverait sa position, ou du moins l'on empêcherait la guérison de s'effectuer.

Ces réflexions peuvent s'appliquer aux fièvres intermittentes. Lorsqu'il y a eu plusieurs accès, l'aglobulie se montre avec tous ses caractères. Si vous n'employez que le sulfate de quinine, lorsque la maladie a duré longtemps, vous ne réussirez pas, ou, pour parler plus exactement, vous ferez disparaître quelques accidents comme le gonflement splénique, vous masquerez les accès, mais vous aurez presqu'infailliblement une rechute. Tandis que si vous ajoutez au spécifique un régime azoté, un air pur, du fer, des amers, etc..., vous réussirez certainement.

Un jeune homme de 20 ans, était affecté depuis six mois d'une fièvre intermittente quarte. Il faisait disparaître ses accès avec 60 centigrammes de sulfate de quinine, mais ils reparaissaient quelques jours après. Quand je fus consulté, il présentait l'état suivant : les accès avaient été coupés une dernière fois quinze jours avant. Sa face était pâle et bouffie ; il y avait un peu d'œdème sur tout le corps ; il était couché sur le dos, et ne put jamais s'asseoir quand je voulus percuter sa rate. Ses muqueuses étaient totalement décolorées. Sa digestion était difficile, il ne prenait qu'un peu de lait. Il n'avait pas de diarrhée.

Il se plaignait de battements de cœur, de bruits dans la tête et de céphalalgie. Il ne souffrait pas autrement.

Les bruits normaux de son cœur étaient remplacés par des bruits de souffle. Toutes les artères examinées présentaient ce bruit de souffle, *même la radiale*. Les jugulaires offraient un murmure continu des plus intense. Le doigt appliqué sur leur trajet, *jusqu'au dessous de l'oreille*, percevait un frémissement cataire.

Les organes de la respiration étaient sains, ainsi que tous les autres, sauf la rate qui était triplée de volume.

Je ne fus d'aucun secours à ce malade, car il mourut la nuit suivante sans agonie.

Quelques mots, en terminant, sur deux maladies dont le régime exclusivement animal ou végétal est le meilleur remède. Je veux parler de l'aglobulie et de la polyglobulie.

L'aglobulie, dont l'un des types le mieux caractérisé est la chlorose des auteurs, détermine une foule de manifestations symptômatiques qui ont été classées sous des noms différents. Ainsi, nous avons vu que la chlorose est l'aglobulie des jeunes filles, des jeunes femmes et souvent des jeunes gens; que l'hystérie est l'aglobulie des femmes; que l'hypochondrie est l'aglobulie des hommes d'un âge mûr; qu'une foule de névralgies, de gastralgies, de douleurs, de palpitations, etc., etc... sont des formes ou symptômes de la diminution des globules. Nous avons essayé de dépeindre ces symptômes si singuliers, si variés et souvent si opposés qui tourmentent ces malades. D'un autre côté, nous avons vu que la polyglobulie conduit à l'apathie, et qu'elle est la source d'une foule de maladies graves qui peuvent déterminer la mort.

Si l'alimentation animale est le meilleur remède des aglobuliques, et nous en avons souvent dit les motifs, il ne faut pas croire qu'il soit toujours facile de la mettre en pratique. En général, les aglobuliques ont des gastralgies ou tout au moins de la dyspepsie qui les engage instinctivement à diminuer leurs aliments ; la plupart, croyant avoir une inflammation de l'estomac, se privent de viande, de vin, d'excitants et se nourrissent au contraire de laitages et de végétaux. Cet organe n'étant plus assez excité tombe dans l'atonie, c'est-à-dire, qu'il éprouve ce qui arriverait à l'œil trop longtemps privé de lumière, au muscle de mouvements. Lorsque le médecin veut ordonner un régime animalisé, il éprouve des obstacles imprévus. D'abord, c'est le manque d'appétit et le dégoût qu'inspire la viande ; ensuite ce sont les douleurs, et parfois les vomissements qui indiquent la révolte de l'estomac. Heureux quand le malade ne s'y oppose pas formellement par suite de ses théories médicales ! J'ai souvent eu à vaincre cette difficulté dans le pays que j'habite, parce que les idées de l'école de Broussais y sont très-enracinées. Il faut insister, faire faire de l'exercice,

conseiller des frictions irritantes ou des affusions froides (1), et l'on finit par réussir.

La polyglobulie est toujours aggravée par une alimentation azotée. Sa guérison et celle de plusieurs
maladies qu'elle suscite, serait facile à obtenir, si le
malade voulait se soumettre aux prescriptions de la
science. Mais que de répugnances, que de difficultés !
Persuadez donc à cet homme qui a fait un Dieu de son
ventre, suivant une banale mais énergique expression,
de se nourrir de navets, de pommes de terre, etc...,
et d'abandonner les somptueux repas, les mets azotés
et les vins généreux qui font ses délices ! J'avoue qu'il
faut se livrer de rudes combats ! Mais enfin on finit
par triompher; on change son régime, et la polyglobulie diminue. On peut aider la médication par les
purgatifs, les émissions sanguines, l'exercice musculaire, etc... mais il faut se rappeler que sans le régime,
il n'y a pas de guérison durable.

_____

(1) L'hydrosudopathie a obtenu de nombreuses cures ; elle les
doit surtout au régime animalisé qui suivait constamment les
affusions froides.

TABLE ANALYTIQUE.

PREMIÈRE PARTIE.

DE L'INFLUENCE DU RÉGIME VÉGÉTAL SUR LA CONSTITUTION PHYSIQUE ET LE MORAL DE L'HOMME.

APPENDICE.

SECONDE PARTIE.

FIN DE LA TABLE.

BORDEAUX. — IMPRIMERIE DE TH. LAFARGUE

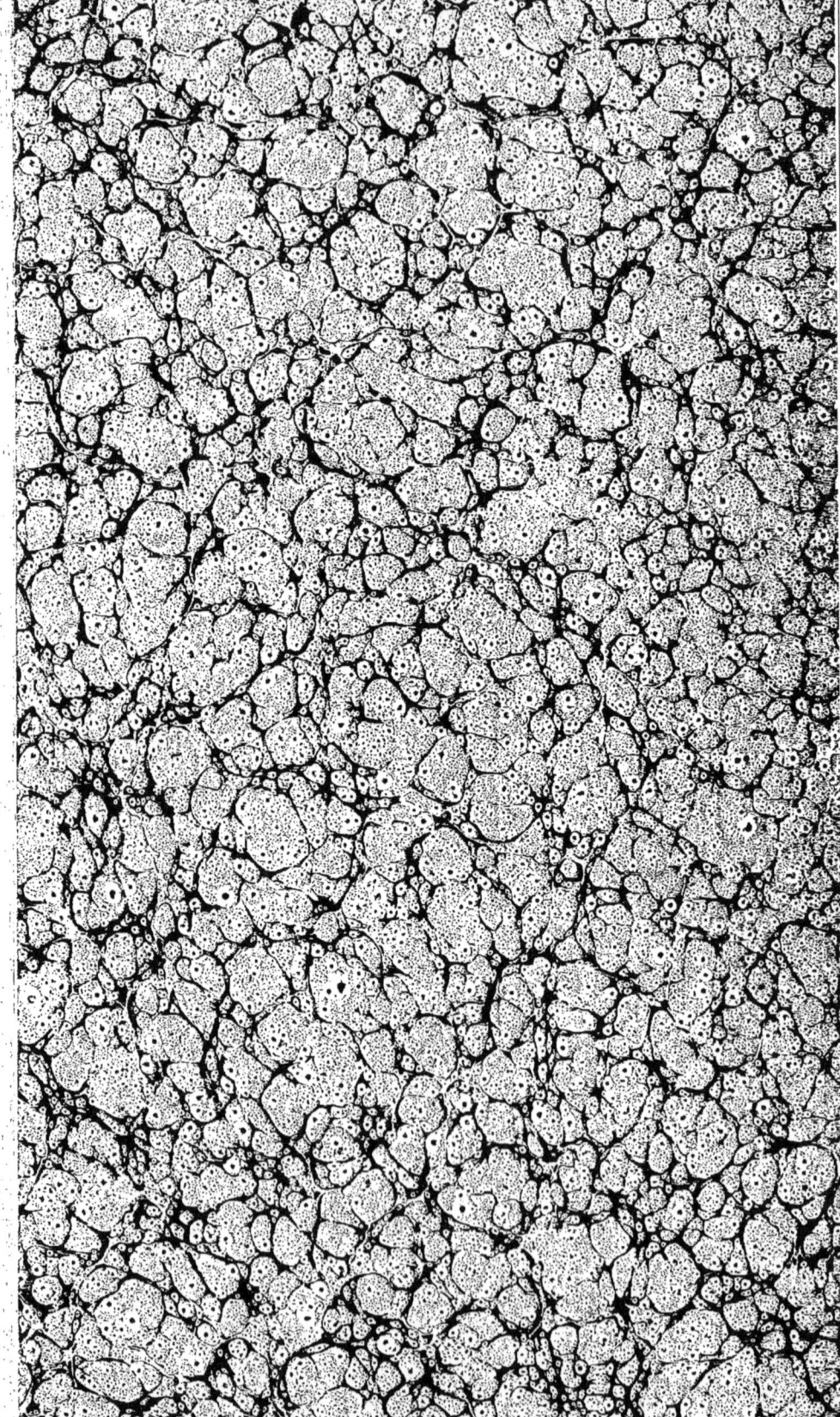

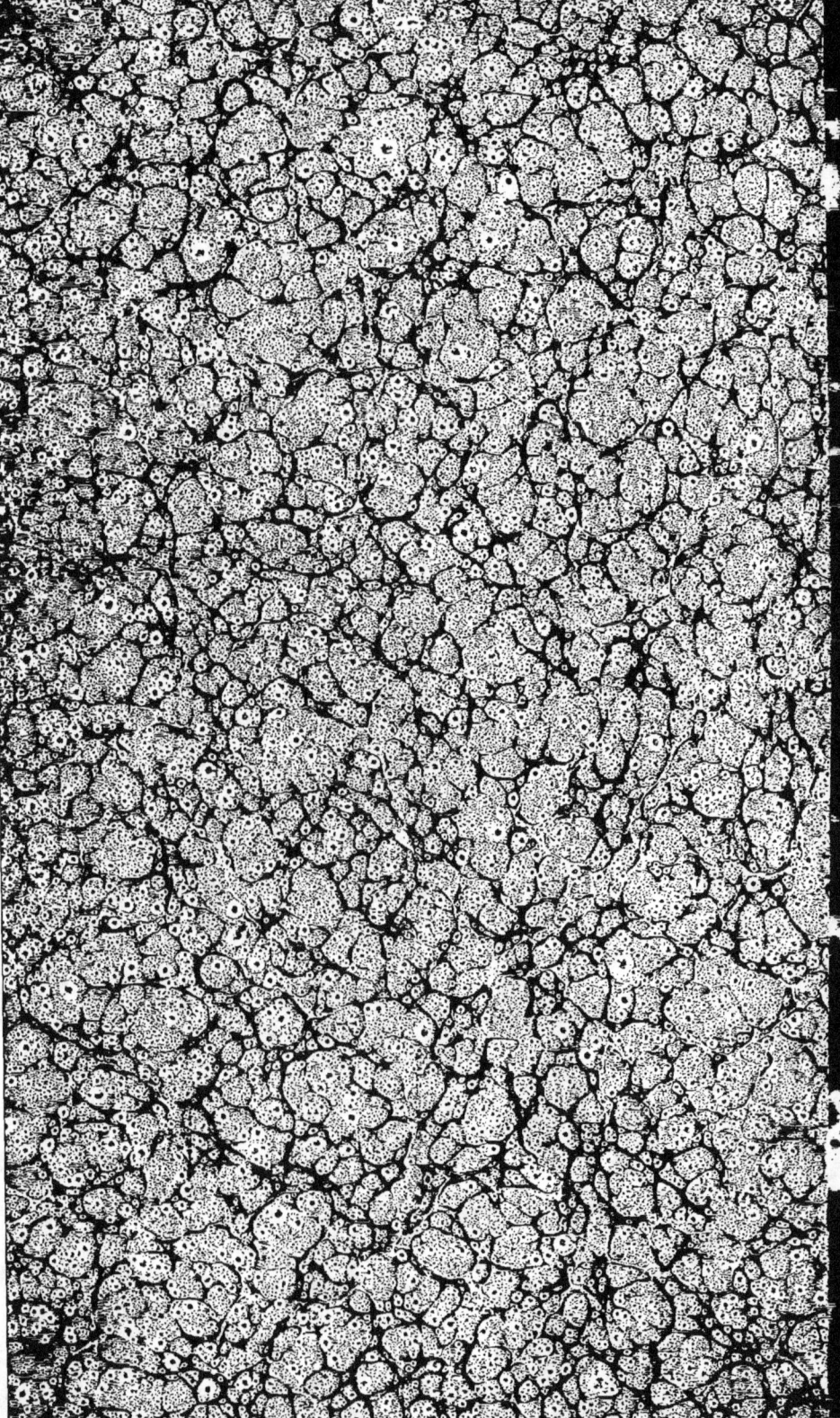

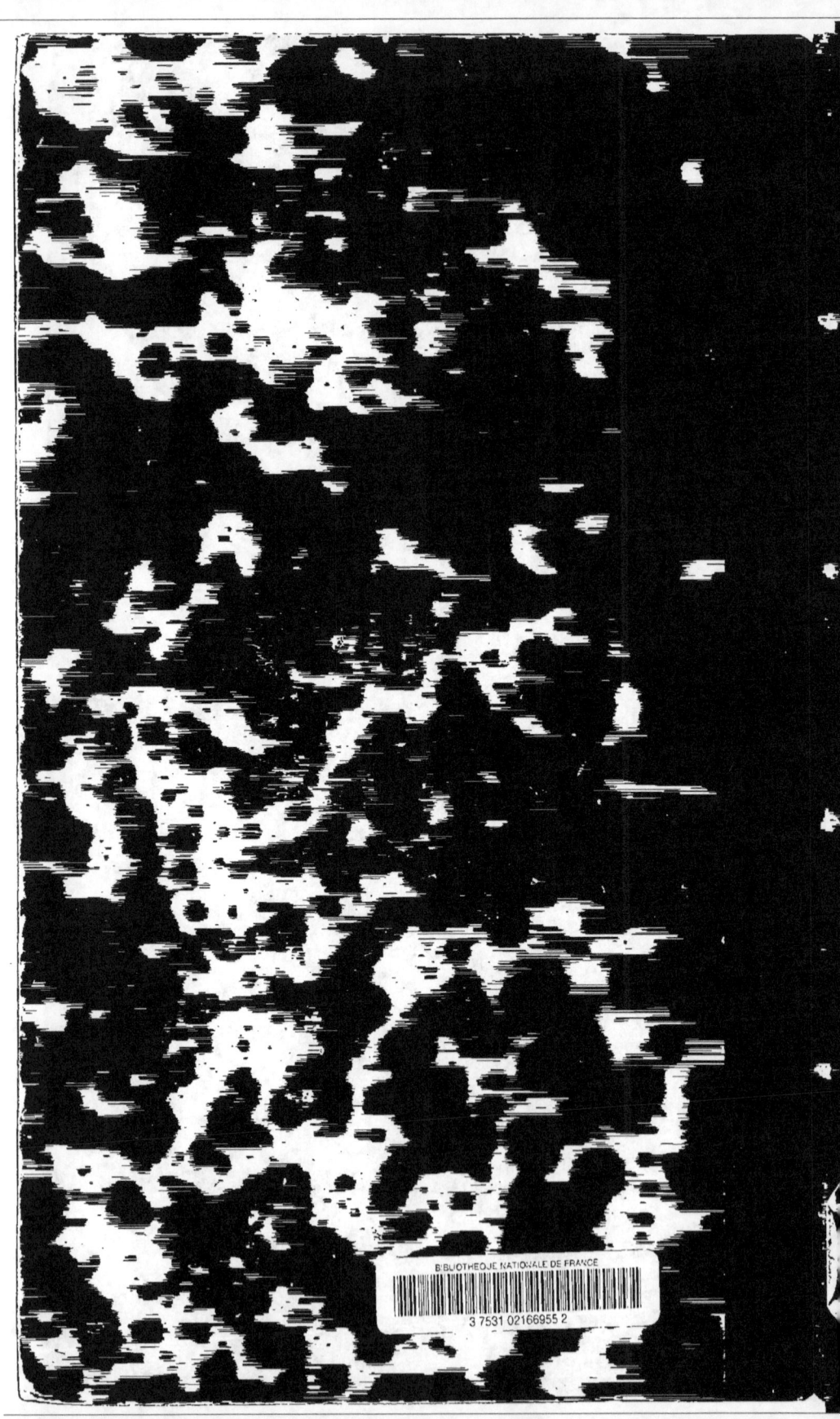

www.ingramcontent.com/pod-product-compliance
Lightning Source LLC
Chambersburg PA
CBHW051637050726
47502CB00011B/915